沙盘游戏疗法
儿童心理案例精析

主编 余文玉 肖 农

副主编 彭利娟 刘 川 胡 玲 唐 香

中国科学技术出版社

·北京·

图书在版编目（CIP）数据

沙盘游戏疗法儿童心理案例精析 / 余文玉，肖农主编 . — 北京：中国科学技术出版社，2024.3

ISBN 978-7-5236-0468-7

Ⅰ . ①沙… Ⅱ . ①余… ②肖… Ⅲ . ①儿童－游戏－精神疗法 Ⅳ . ① B844.1 ② R749.055

中国国家版本馆 CIP 数据核字 (2024) 第 039816 号

策划编辑	刘　阳　黄维佳
责任编辑	刘　阳
装帧设计	佳木水轩
责任印制	李晓霖

出　　版	中国科学技术出版社
发　　行	中国科学技术出版社有限公司发行部
地　　址	北京市海淀区中关村南大街 16 号
邮　　编	100081
发行电话	010-62173865
传　　真	010-62179148
网　　址	http://www.cspbooks.com.cn

开　　本	889mm× 1194mm　1/32
字　　数	166 千字
印　　张	9
版　　次	2024 年 3 月第 1 版
印　　次	2024 年 3 月第 1 次印刷
印　　刷	北京盛通印刷股份有限公司
书　　号	ISBN 978-7-5236-0468-7/B · 161
定　　价	89.00 元

内容提要

著者参考了新近的国内外儿童青少年心理研究资料，全面阐述了沙盘游戏疗法在治疗儿童心理疾病方面的应用。全书共 5 章，简要介绍了儿童心理健康的主要内容，阐述了儿童青少年心理健康问题及常见疾病，描述了儿童青少年心理障碍的心理治疗，叙述了儿童青少年沙盘游戏心理治疗，并通过真实的临床经典案例还原了完整的沙盘游戏治疗过程。书末还设有附录，简明介绍了沙盘游戏相关的诊断与评估量表。

本书理论与实际案例相结合，视角新颖，内容全面，叙述清晰，深入浅出，通俗易懂，可为从事儿童心理健康教育和心理治疗工作的学者、精神科医生、儿童保健医生等提供有益参考，也可作为儿童社会活动家、教师及家长们的实用指导手册。

前　言

　　一粒沙是一个世界。我们孩子的童年，从一粒沙里看到一个世界，从一朵野花看到一个天堂。为什么儿童特别喜欢玩沙盘游戏呢？因为玩游戏是孩子的天性，是儿童生活中最重要的组成部分。儿童对沙子有着天然的喜好，加之许多玩具模型，对儿童来说特别容易接受。每个人儿时都曾有过玩沙的经验，不同国家、不同时期的儿童都不例外。沙的流动性和可塑性，使儿童可以任意发挥丰富的心智、情感和体验，通过玩游戏来建造心中的城堡、村庄、山川、河流，以及其他任何东西。儿童在沙盘中把无形的心理内容表现出来，儿童在沙盘中展现美好的心灵花园，沙盘能很好地诠释儿童的内心世界。

　　沙盘游戏为孩子带来无限的欢乐、为儿童开启心灵的大门，帮助他们去寻找人生的价值，同时还给他们展现了新的世界。

　　我们早知道，游戏是儿童最好的伙伴，但未必真正理解游戏对于儿童的心理价值。著名心理学家、沙盘游戏的创始人多拉·卡尔夫将沙盘游戏作为进入儿童无意识世界的工具，让我们的理解深入到儿童心理结构中的无意识世界，帮助家长、老师及心理咨询师了解孩子的内心世界、深层次需要和思维风格，从而调整教养模式，促进孩子健康成长。

卡尔夫认为，沙盘游戏不仅给孩子带来游戏中的快乐，还能促进儿童个性、智力、创造力和情感等许多方面的发展和完善，而这些也是构成儿童心理的主题思想和精华。

沙盘游戏能够提高孩子双侧大脑半球的发育，促进智力的开发，促进儿童青少年的自我治愈，解决孩子内心矛盾冲突，促进自我的完善，使孩子能客观地认识自己、评价自己，通过自我调节达到一种自然的整合。

沙盘游戏本质是唤醒个体潜意识和躯体感觉，碰撞出最本源的心理内容。沙盘由两大基本要素构成：沙子和人或物的模型。每一个玩具所代表的内涵都是儿童情绪情感的表达，是他们有意识或无意识的表达。心理咨询师通过沙盘内各种玩具呈现的心灵故事，来读懂孩子的内心世界，并给予引导帮助。

沙盘游戏通过促进激活孩子的大脑功能，达到心理行为的恢复、转化，产生治愈新生的力量，对孩子心理健康的维护、想象力和创造力的培养、人格发展和心性成长都有促进作用。

随着当今社会物质生活的极度丰富，现在很多孩子的玩具变成了手机、平板和电脑。社会舆论的压力、学业上的沉重负担、望子成龙的教育方式，导致儿童不愿参加户外社会活动，喜欢独自在家玩耍，使孩子丧失了许多愉快的游戏体验和玩耍的乐趣，从而影响儿童情感、行为和人格的健康发展。为了帮助更多孩子获得健康的心理，我们组织编写了本书。

感谢参与本书编写的专家及教授，感谢所有编者，正是因为他们的辛勤劳动才使本书顺利完成。还要特别感谢重庆医科大学附属儿童医院神经科专家肖农教授。作为主编，他对文字和内容的严格把关，为本书增色不少；感谢重庆医科大学附属儿童医院康复科护士长彭利娟副主任护师、重庆市万州妇幼保健院院长刘川副教授、重庆市九龙坡区人民医院胡玲副主任医师、重庆医科大学附属儿童医院康复科唐香副教授。作为本书的编者，他们对本书的贡献令人钦佩。感谢中国科学技术出版社的编辑，他们在本书的出版过程中付出了大量心血，使全书图文并茂、生动有趣，具有很强的可读性和操作性。向书中引用参考文献的作者表示感谢，他们的研究成果是本书完成的重要参考。

书中可能遗有疏漏之处，真诚希望专家和读者批评指正。

把游戏和玩耍的权利还给孩子们，让我们的孩子快乐健康成长！

余文玉
于重庆

目　录

第 4 章

沙盘游戏治疗 / 029

第 5 章

沙盘游戏与心理疾病治疗经典案例 / 042

附　录

沙盘游戏疗法的辅助工具：
诊断与评估量表 / 245

第1章
儿童心理健康及影响因素

一、儿童健康的含义及内容

儿童是祖国的花朵，是祖国的未来，重视儿童的健康，是党中央向全社会发出的号召。但什么是儿童心理健康？健康的真正含义是什么？很多家长并不完全理解。过去，人们往往单纯从生物医学的观点来看问题，认为只要体格健壮或没有生理疾病就是健康。随着现代社会的发展，以及医学模式的转变，人们对健康有了新的全面认识[1]。世界卫生组织（World Health Organization，WHO）对健康的定义："健康不仅仅是没有疾病，而是在身体上、心理上和社会上的良好状态。"这一新概念告诉了我们健康不仅是指身体没有缺陷和疾病，而且还包括心理健康，以及较好的社会适应能力。通常情况下，心理健康比生理健康更为重要，一个生理残疾的人，有了健康的心理，就能以乐观、阳光的心理正确面对各种困难，像张海迪那样，身残志坚，做生活的强者。如果一个人心理不健康，有人格和行为障碍，轻者生理健康受到影响，严重者还会造成自己躯体上伤害，患上焦虑症、抑郁症等精神疾病[2]。

那么，怎样才是心理健康，包括哪些内容呢？心理健康，是指一个人智力正常、情绪良好、个性健全、适应环境、有良好的人际关系，心理行为符合年龄特征标准的心理状态。主要包括以下几个方面。

- 正确认识评价自己：对自己的优缺点，以及个性应该有正确的评价，知道能做什么，对于办不到的事情，不会苛求自己。

- 自信自强，生活目标明确：有自我发展的心理动力，有实现自我价值的目标，面对困难和逆境时，能调整和控制好情绪，处理好各种复杂的问题，并不断前进。

- 有良好的人际关系：与人能和睦相处，能采取宽容、公平的态度和方式与人合作和相处。

- 适应环境：顺应社会需要，能自觉调整个人和环境的关系。在复杂环境中，保持自己的人格和个性。另外，能够扬长避短、适应环境，拥有应变能力，无论在艰苦的逆境中，还是在顺境中，都能很好地发展自己。

判断一个人是否心理健康，不能用统一的标准来衡量，应以整个行为的适应情况为基准，不要过分看重个别症状，了解心理健康的基本内涵，能够帮助自己判断心理健康状况，采取相应的心理卫生保健措施，达到身心全面健康。

二、影响儿童心理健康的主要因素

儿童的心理健康，是儿童自身的先天因素与其所处的后天各种外界环境因素相互作用的结果。影响儿童心理健康的因素具有多样性，而且有其复杂性。归纳起来，基本上分为遗传因素和环境因素两大类[3]。

- 遗传因素，即人们通常说的"先天性"。例如，机体的构造、形态、人体和各个部位的器官和感官、神经系统都是生来具有的，是很难改变的。有实验证明，把老鼠尾巴割掉，生下的小老鼠还是有尾巴；再割下小老鼠的尾巴，生下的小老鼠还有尾巴。这就是遗传。遗传对儿童的心理素质特点有一定影响，形成了每个儿童各自的心理发育潜力。但是，这种潜力能否充分发挥，既有基因型的影响，也会受到环境因素的制约。

- 环境因素，即后天的环境因素和教育因素。人类心理发育过程不是孤立自发的过程，必然受到自然环境和人类社会环境两方面因素的影响。自然环境是多样性的，人类的生长和自然环境的各个组成部分，包括生物圈、大气圈、水圈、土壤地理圈处于辩证统一的整体中，其基本表现是新陈代谢。人的生理心理发育成熟离不开新陈代谢，新陈代谢是人类生理、心理活动的必要条件。如果儿童在生活环境中摄取不到维持生命活动的必需物资，机体的代谢过程就会受到影响，就会患身心疾病。如果从外界环境中吸收某种人体必需的物资含量过多，或者受到某种物理、化学因素的侵害，不但会对心理产生不利影响，而且对人类的生存也会造成很大的威胁。

人的心理除受自然因素影响外，还受社会因素的影响。而社会因素对人类心理的影响也是综合的，包括政治、经济、生活和学习环境、家庭成员和生活质量、亲子情感联系、个人与社会成员的交往等。如果这些因素综合起来能产生积极的影响，就会促进心理发育；反之，则会使心理发育落后和退缩[4]。

自然环境和社会因素对心理发育的作用是相辅相成的，它们都会产生阻碍和遏制、促进和增强的双重作用，正像遗传因素与环境因素的关系一样，自然环境与社会因素两者之间的消长和协同决定心理发育水平的最终结果。

上述遗传因素和环境因素，在儿童心理发展中有着各自的作用和地位，彼此之间又互相影响，互相制约。儿童的心理发展是上述两大类综合作用的结果。不要片面地夸大或忽视其中任何一个因素的作用，否则，对儿童的心理发展都是极其有害的。

（肖　农）

参考文献

[1] Vikram Harshad,Sarah Hetrick M A,Prof Patrick McGorry FRANZCP,et al.Mental health of young people: a global public-health challenge[J].*THE LANCET*. 2007, 369(9569): 1302-1313.

[2] Cortina A M,Sodha A, Fazel M,et al. Prevalence of child mental health problems in sub-Saharan Africa: a systematic review[J].*Arch Pediatr Adalesc Med*. 2012, 166(3): 276-281.

[3] Lambert S F, Boyd R C,Cammack N L,et al.Relationship proximity to victims of witnessed community violence: associations with adolescent internalizing and externalizing behaviors[J].*Am J Orthopsychiatry*. 2012, 82(1): 1-9.

[4] England P, Srivastava A.Educational differences in US parents' time spent in child care: The role of culture and cross-spouse influence [J]. *Soc Sci.Res*. 2013, 42(4): 971-988.

第2章
儿童青少年心理健康问题及常见疾病

一、儿童青少年心理卫生问题现状

我国每年出生儿童 2300 万，2004 年全国出生缺陷儿童为 128 万，其中 20 万～30 万名儿童有肉眼可见的先天性畸形，加上数月数年以后显现缺陷的儿童，每年出生的缺陷儿童达到 80 万～120 万名。这些儿童容易出现各种心理行为问题。2007 年我国网络过度使用者中有 1/3 为儿童青少年，18 岁以下达 2869 万（18%），其中留守儿童比例巨大。儿童虐待和伤害总发生率为 16%，男性为 19%，女性为 14%，意外伤害为我国儿童第一致死伤原因[1]。2019 年 2 月 22 日，中科院发布了我国第一部"心理健康蓝皮书"《中国国民心理健康发展报告（2017—2018）》[2]。报告指出，中国学龄儿童的心理异常总患病率为 15.6%，其中男性低于女性。我国 17 岁以下儿童青少年中至少有 3000 万人受到各种心理问题困扰，如抑郁、焦虑、强迫、厌学、网络成瘾、自杀及自伤等。如果不及时发现并有效干预，许多问题会延续到成年。

我国儿童青少年心理卫生工作面临巨大挑战，儿童心理卫生专业工作无论是人才队伍建设还是科研防治方面都缺乏足够的准备与投入。儿童青少年心理卫生需求巨大与服务不足之间的矛盾，原因是社会对儿童的发育及行为仍然缺乏足够理解，对儿童发育的过程及儿童精神疾病和防治方面的进展缺乏足够认识。世界卫生组织在 20 世纪末就指出，要在初级卫生保健和社区层次对儿童青少年心理卫生问题进行有效控制，研究和推广有关防治技术、知识和方法，对促进儿童青少年社会心理健康发展进行大规模行为干预计划，包括进一步建立妨碍儿童发展的危险指标，发展学校心理卫生规划。为提高国民的健康水平和生命质量，提高中华民族的整体素质，我国必须加强和重视儿童心理卫生问题的干预与研究。

二、儿童青少年的主要心理健康问题

儿童青少年的心理行为问题已经成为主要健康问题之一。根据世界卫生组织资料，在发达国家 3—15 岁儿童少年中发生持久，且影响社会适应的心理问题占 5%～15%[3]。在发展中国家也差不多。我国儿童青少年的心理卫生状况也不容乐观，据估计在 17 岁以下的儿童青少年中，至少有 3000 万人受到各种心理问题的困扰。

世界卫生组织预测到 2020 年，全球儿童心理障碍还会增长 50%，将成为致病、致残、致死的主要原因之一。主要影响心理健康的问题如下。

（一）儿童情绪障碍

由于儿童及青少年生理及心理处于生长发育阶段，中枢神经系统尚未健全，易受到各种有害因素的影响而导致各种精神障碍。而儿童青少年情绪障碍是各种儿童精神障碍中最常见的儿童心理疾病，其发病率在国外居第二位，在国内居行为问题、发育障碍的第三位[4]。国内流行学研究报道，儿童情绪障碍患病率为 0.3%～6.99%，李雪荣使用 DSM-Ⅲ-R 诊断标准调查湖南省儿童青少年患病率为 1.05%；王玉凤 Ruutter 量表调查北京市小学儿童，神经症行为 1.64%，各个年龄阶段的儿童中，女性高于男性，比例为 2.2∶1。儿童和青少年情绪障碍主要因社会心理因素所致，与儿童发育和环境有关，如焦虑、害羞、恐惧、哭泣、沮丧、易激惹等异常情绪，以及自卑、抑郁、社会退缩等异常行为。情绪障碍个别可发生于婴幼儿期，典型的焦虑障碍、抑郁障碍、恐惧症及强迫症等多为继发衍生。虽然儿童情绪障碍还不能确定患病率上升的原因，但多与快速的社会家庭变革、母子早期分裂、家庭破裂、虐待和忽视、人口迁移、学习竞争压力等因素有关系；由于儿童缺乏家庭支持等保护因素，上述原因造成儿童对各类应激事件的易感倾向更为显著。

通常，儿童情绪障碍容易被家长忽视，应加强宣传、提高家长的认识、提倡早期干预，是预防儿童情绪障碍延续到成年的关键。

（二）与学习相关的问题

精神科心理门诊最常见的，如注意缺陷多动障碍（attention deficit and hyperactive disorder，ADHD）、学习障碍（learning disorder，LD）、厌学、逃学、拒绝上学、精神发育迟缓等，男孩多于女孩。各国 ADHD 发生率的差异，与文化背景、社会环境和教育条件等有关，采用的标准、研究方法也有影响。随着国际上有关 ADHD 诊断标准逐渐统一，目前国内报道 ADHD 患病率也较为接近[5]。国外 ADHD 报道，学龄期儿童患病率为 3%～11%，美国 ADHD 发生率为 6%～15%，日本为 4%，澳大利亚为 7.5%～11%，我国报道 ADHD 患病率为 4.31%～5.34%，男女比例为 4：1～9：1，男孩多于女孩，患病年龄 5—8 岁较多。目前 ADHD 病因及发病机制尚不完全清楚，可能与脑组织损害、遗传因素、代谢障碍有关，环境不良及教育方法不当也与 ADHD 的诱因有关[6]。研究发现学龄期儿童 ADHD 中，70% 患儿可持续到青春期，30%～50% 可延续至成年。目前对 ADHD 儿童心理治疗及行为干预十分有限，学校或教育部门开设的专门指导培训更少。矫治这类问题必须有医疗、教育、家庭的协同介入，教育指导则应依据相应的理论构架和操作方法与技巧。在普通学校可采取开设特殊指导班等方法。ADHD 对个体和社会影响都是巨大的，是儿童青少年临床和公共卫生的重要问题之一。

（三）品行障碍和青少年违法

1. 品行障碍　品行障碍（conduct disorder，CD）是儿童青少年时期反复持续出现的反社会性、攻击性或对抗性等行为，这些行为对个体和社会造成不良的结果，出现与年龄不符的顽固、敌意、挑衅及严重违反道德规范准则的行为，极大地损害自身及社会公共利益。如果在青少年时期出现违法犯罪行为，称为青少年违法。品行障碍是儿童青少年时期一个相对独立的诊断类别，包括攻击性、破坏性、违抗、说谎、偷窃、逃学、离家出走、纵火、虐待动物、性虐待、身体虐待等一系列行为[7]。

由于国家、地区、文化、社会环境、经济条件等差异，品行障碍患病率存在较大差异。国外报道患病率为 3.2%～16%。美国 18 岁以下品行障碍，男性为 6%～16%，女性为 2%～9%。Szatari 采用 DSM-Ⅲ诊断标准，对加拿大社区 4—11 岁儿童品行障碍研究显示，男孩为 2.6%，女孩为 1%。我国研究报道，品行障碍患病率 1.45%～13.6%，7—8 岁为患病的高峰。罗学荣等对湖南省 6911 名 2—16 岁儿童流行病学调查显示，品行障碍患病率为 1.45%，13 岁患病率最高。近年来研究显示，品行障碍患病率还在继续上升。

目前，品行障碍病因及发病机制尚不完全清楚，一般认为可能与遗传、生物因素、心理因素及社会化等多种因素的共同作用有关。其中，遗传和生物学因素决定了儿童先天的身心发育状况，而儿童生活、学习、娱乐所处的家庭和社会环境等因素则与品行障碍的发生有明显的关联。据专家报道，品行障碍儿童童年期持续性攻击行为和反社会行为模式，可发展为成人期反社会型人格障碍，他们是意外伤害、物质依赖、自杀、性病、违法犯罪高风险人群，由品行问题引致的多种原因早亡的比例比普通儿童高出 5 倍之多。研究表明，这类儿童的矫治、转归要比一般行为问题儿童困难得多，因此，对他们实施早期预防和干预十分重要。

2. 不良习惯及行为偏异　幼儿行为偏异主要表现为吮手指、睡眠磨牙症、撞头、拔毛症、摩擦症、屏气发作、遗尿、睡眠障碍、过度依赖母亲，以及电脑、电视依赖等。此种行为表现出过度、不恰当等行为现象，称为儿童的偏异行为。

儿童偏异行为主要表现为过度依赖，婴儿对母亲产生过度依赖，需要太多帮助与关注，在行为、情感与活动方面缺乏独立性。个性倔强主要表现为任性、固执己见、易怒、爱发脾气。吞食异物主要表现为咬吃非食物性东西，异食癖是偏异行为的典型表现，咬吃泥沙、头发或衣服等东西。学龄期儿童行为偏异表现为考试焦虑、青春期困惑、欺侮行为、逆反心理、课堂扰乱行为、说谎等。

临床资料表明早期"难养"气质类型婴幼儿，容易造成母亲不良的养育焦虑或情感排斥，影响亲子关系和父母养育困难，从而诱发或加重儿童的异常行为问题。与父母分离和依恋关系损害是导致儿童抑郁和恐惧的易感因素。如果未及早发现、早干预矫治儿童的偏异行为，可能继发为其他情绪障碍和行为问题。通过健康教育、父母咨询或养育指导来预防和矫治这类问题效果较好。

（四）儿童虐待

儿童虐待是指对儿童有抚养义务、监管及操纵权的父母或其他长者，做出的足以对儿童的健康、生存、生长发育及尊严造成实际或潜在的伤害，甚至死亡，如各种形式的躯体和情感虐待、性虐待、忽视及经济性剥削。具体类型分为言语虐待、躯体虐待、忽视、性虐待等[8]。

西方研究显示，儿童躯体虐待发生率为 1.45%～10.7%，性虐待发生率为 9%～28%。据报道，美国每年有 240 万儿童受到虐待，有 5000 名儿童被虐待致死。在我国特别是农村边远地区留守儿童尤其突出。就家庭内而言，施虐者大多是男性成员，70% 的躯体虐待和 90% 的性虐待是由男性造成的。国际研究显示女孩遭受性虐待的概率是男孩的 1.5～3 倍。在全球，1300 万名 6—11

岁失学儿童中女孩占 60%。而男孩在许多国家主要是受到体罚的风险较高。早产儿、精神发育迟缓,以及残疾儿童有受到躯体虐待和忽视的较高风险。据研究报道受虐儿童往往导致儿童严重的身心伤害,受虐儿童的问题会持续影响终身。如自我评价降低、对事件发生自责有罪、抑郁、焦虑、冲动攻击行为、人际关系困难、学业成绩差,缺乏同情心、人格障碍、过早性行为,甚至自杀自伤等[9]。

躯体虐待的长期影响会发展到青少年违法犯罪、攻击行为、酒精依赖、药物滥用,组建家庭后出现家庭暴力和虐待子女问题、抑郁、焦虑、自伤、自杀、躯体化症状,以及成人期精神障碍。

预防干预和加快我国儿童虐待问题立法势在必行。保护儿童身心健康,是每个医务工作者的天职。

(五)孤独症谱系障碍

孤独症谱系障碍(autism spectrum disorder, ASD),1943 年美国第一次报道孤独症至今已 80 年。至 2008 年,联合国将每年 4 月 2 日定为世界孤独症日,意在唤醒社会对 ASD 的重视。ASD 儿童又被称为"星星的孩子",关注 ASD 儿童,让这些"星星的孩子"走入人间,不再孤独。ASD 是一组较为严重的儿童神经发育障碍性疾病,一般在 3 岁前发病,主要表现为不同程度的社会交往障碍、言语和非言语交流障碍、狭隘兴趣及重复刻板等核心行为症状，常伴有语言障碍或精神发育迟缓[10]。近年来流行病调查显示，全球 ASD 患病率有上升趋势，已经成为世界上人数增长最快的严重疾病。按照美国疾病控制与预防中心（Center for Disease Control and Prevention，CDC）的报告 ASD 患病率为 1/150，男女比值为 4∶1。智商在 70 分以上的高功能孤独症和阿斯佩格综合征占总体患者一半以上。据此推算，全球有超过 3500 万 ASD 患者；中国有 200 万 ASD 患儿，而 ASD 整个人群可能超过 700 万。由于儿童 ASD 尚无特效药物治疗，且预后较差，给患者及家庭造成极大的精神负担，也给社会造成负担。ASD 已经成为全球关注的公共卫生问题[11]。目前 ASD 病因未明，近年来研究焦点集中在染色体、遗传、基因方面，ASD 与基因的异常或基因表达的异常有关。但是在临床上仍缺乏特异的生物学诊断指标和治疗方法。典型 ASD 治愈是较困难的，只能得到不同程度的改善，有部分患者会伴随终身，而一些 ASD 则能够回归社会，但仍然会存在人际交往和社会适应方面的困难。近年来我国研究报告较多，但缺乏大样本循证病学依据的临床研究资料，未开展针对 ASD 的全国性流行病学调查，导致许多 ASD 儿童在发现时已错过了最佳干预期，有研究发现，许多 ASD 儿童康复治疗不规范而且在民间机构实施。再有学者报告，ASD 儿童虽然学业成绩较可，但是发现存在较多的心理行为障碍，如性格孤僻、脾气暴躁、攻击行为、扰乱课堂纪律、强迫性自慰、窥阴症、无耻辱感、性骚扰等问题，最终会遭到多方投诉，以及被开除学籍，此类案例时有发生，这些孩子步入青春期后还会成为家庭和社会的沉重负担。ASD如果未进行及时科学的干预矫治，发展到后期就会发展成精神疾病，会出现反社会型人格障碍、边缘型人格障碍、重型选择性缄默症、强迫症等问题。对于ASD的早期诊断和早期干预，应引起家长及医疗部门高度重视，是值得关注的重要的公共卫生问题[12]。

（六）留守儿童和流动儿童问题

2016年3月，民政部、教育部、公安部在我国首次对农村进行摸底排查工作。据官方报告，目前全国有6000多万名留守儿童，其中义务教育阶段有2400多万名，再加上3600多万名的流动儿童，总数在1亿。留守儿童的教育问题作为我国经济转轨、社会转型期的一个独特的社会问题引起了广泛的关注。留守儿童由于缺乏父母心理及生活上的照料，在教育过程中出现教养失范、分离焦虑、情绪障碍，相继导致发生许多辍学和网络依赖者，意外伤害、离家出走、遭虐待、性侵犯、品行障碍和青少年违法犯罪，以及精神疾病增多[13]。流动儿童随打工父母来到城市，由于父母收入低、生活学习条件差，其教育、卫生保健条件都十分令人担忧。由于看护人员健康知识匮乏，卫生保健措施少，儿童健康状况欠佳，儿童保健服务的利用率也偏低，在获得保健服务各个方面的公平性都比城市固定居住儿童要差得多。针对留守儿童及流动儿童的社会问题，应从家庭、学校和社会共3个层面，积极构建保护留守儿童的综合性干预措施，才有利于儿童健康成长，有利于社会和谐稳定和繁荣昌盛，以及人民的幸福安康。

（七）儿童青少年心身疾病

心身疾病是由心理、生理因素共同导致，有躯体疾病的基础，伴生理、病理变化，带来机体某一系统的器质性病变，而心理因素在疾病过程中起到很大作用。广义的心身疾病，除躯体器质性疾病外，还包括功能性障碍，如进食障碍、躯体形式障碍等。狭义的心身疾病，指躯体器质性疾病，如湿疹、哮喘、消化性溃疡、糖尿病、高血压等。由于我国社会与经济的快速发展，出现了许多无法回避的社会问题。如独生子女政策的持续实施、城市化速度加快、环境污染、学习和生活压力日趋递增、人口大规模流动、不完善的社会医疗保障体系、儿童入学入托困难、贫富差距加大、家庭结构改变、地缘文化冲突等，都对儿童青少年造成不同程度的负面心理影响，导致许多儿童青少年的心理卫生问题。据WHO统计，过敏性疾病已跃居全球疾病的第6位，发病率逐年上升。如2018年，在湖南省儿童医院皮肤科门诊，最高一天湿疹患儿占了90%；耳鼻咽喉科门诊中，过敏性鼻炎占 20%～30%，2016 年，浙江大学医学院附属第一医院儿科对主城区 2 所幼儿园和 3 所小学进行了调研，哮喘占 9.05%，肥胖症占 15%。中山大学公共卫生学院妇幼卫生系静进教授报告，心理卫生问题在我国儿童青少年中有肥胖症、消化性溃疡、过敏性疾病、关节炎、高脂血症、高血压、糖尿病、睡眠障碍等，疾病呈低龄化的趋势发展，而且在这类儿童中还有不同程度的心理行为问题。以肥胖为例，北京地区 6—18 岁儿童中代谢综合征单一组分检率为肥胖占 9%，血脂异常占 9.8%，高血压占 9%，空腹血糖受损占 2.45%。在儿童肥胖成倍增加的同时，既往 2 型糖尿病呈数十倍的增长，这已成为我国发达地区儿童期主要类型的糖尿病。导致儿童贪食和肥胖的一个重要原因是压力和紧张感。

（八）其他

其他儿童青少年心理健康问题，包括青春期心理健康、物质滥用、网络成瘾、父母养育方式问题、学校心理卫生、贫困大学生心理问题、重大灾害后心理危机等儿童青少年心理问题，都应被社会各界所关注。

三、儿童青少年心理健康问题的对策

（一）呼吁立法和政府加大投入[14]

儿童青少年心理健康问题，不但是国家和民族、社

会和时代发展的需要，也是人类自身全面发展的需要。若未做好儿童青少年心理健康防治工作，可导致儿童严重的精神障碍，对个体和家庭及社会都会造成巨大的损失。由此，许多发达国家大力促进公共卫生事业的同时，制定由国家承担责任的心理卫生法，为精神疾病患者群体提供适合的医疗保健服务。1991年世界卫生组就出台了"为精神疾病患者提供保护和改善心理卫生服务的诸原则"，呼吁各成员国通过立法和施行相关政策来保护和促进这类人群的合法权益。1998年俄罗斯联邦政府在决议中，呼吁各级政府成立"心理、教育、医学、社会援助教学机构"，加强预防心理偏差，对有心理偏差的学生进行调整和矫正；2001年世界卫生组织发表了《心理健康：新理解，新希望》报告，强调心理健康问题；2001年美国出台《儿童心理健康国家行动议程》，国外心理健康研究发展迅速。我国由于经济状况、文化传统等因素的影响，心理健康研究的历史较短，还有待进一步加强。随着我国经济社会快速发展，儿童青少年心理行为问题发生率和精神障碍患病率逐渐上升，我国已经认识到这一关系国家和民族未来的重要公共卫生问题，开展心理健康教育和普及工作已经成为当前我国一项重要和十分紧迫的任务。我国需要加快制订儿童青少年心理卫生法律政策，建立更多儿童心理卫生保健机构和设施。

（二）加大人才培养和科研投入

儿童心理卫生问题已成为我国社会发展过程中严重的社会问题，儿童心理卫生需求与专门机构和专门人才不足成为最突出的矛盾，增加从事心理健康工作的专业人员数量已成为当务之急。美国每 100 万人中有 1000 人提供心理咨询服务，而中国每 100 万人中只有 2.4 人提供心理咨询服务。美国开设心理学系的大学有 3000 多所，而中国开设心理学系的大学只有 60 所。并且，学历教育体系中，心理咨询专业极为稀少，极少数培训资源集中在北京、上海等大城市的高校和科研院所。应该在大学本科生和研究生中扩大培养，增加儿童心理卫生问题研究经费的投入。

（三）开展学校和社区儿童心理卫生服务

从群体心理卫生和预防保健的目的出发，加强和推广学校、社区心理卫生服务工作。主要工作内容包含以下几点。

- 成立一个综合性、全方位的机构，建立更多具备心理辅导和教育的学校。学校心理健康教育是一项系统工程，应包括评估、心理咨询、开展心理卫生问题和相关因素的筛查。挖掘和提高个人潜能，早期识别各种常见心理卫生问题和精神障碍，使学校真正成为一个能为孩子提供心理支持的地方，使每个孩子身心都能健康成长。

- 完善学校心理健康教育的范围和内容，扩展咨询服务，对问题家庭实施及时关注、咨询服务和干预，促进儿童青少年心理发展，培养健全人格。

- 学校心理健康教育是一项系统工程，应当渗透到学校教育全过程中。心理健康教育的主要目标，是通过多种途径，强化与学科教学的结合，并融合于班主任工作和学生思想品德教育之中，改善儿童受教育环境，使之丰富多彩，在儿童青少年这一心理健康教育对象上，维护他们在学习和生活环境中的良好的心理状态。

- 社区健康教育需要建立与心理卫生保健机构、非政府组织、政府组织和国际组织，给儿童和家庭提供信息与帮助，及时转介专业机构。

- 充分利用互联网的优势，利用高校或研究机构建立全国和区域性儿童青少年心理卫生问题的筛查评估网络。

（四）拓展传统儿科工作内容

我国儿科不断健康壮大发展，如何更好为出生和存活者的生活质量的优质发展提供可持续的、合理的、科学的卫生保健服务，为成人期的健康奠定基础。这就迫切需要儿科学和儿童保健学体系扩展服务内容与工作范围，实现社会心理生物医学模式的转变。例如，以小儿神经和儿童保健学科为依托来建构发育和行为儿科学体系，这是发达国家成功经验的启示，也是一种必然趋势。由于国内儿科学和儿童保健体系经过多年的创建，已逐渐形成具有自身特色的学科群，一些医学机构陆续开展起较正规的发育行为儿科学工作，已取得可喜成绩。相信中国发育行为儿科在中华医学会儿科学分会 DBP 学组引领下，中国发育行为儿科必将取得更大进步，为中国儿童发育行为健康作出应有的贡献。

（肖　　农）

参考文献

[1] 俞国良.未成年人心理健康教育的探索 [J].北京师范大学学报（社会科学版），2005(1):64-70.

[2] 傅小兰，张侃.中国国民心理健康发展报告（2017—2018）[M].北京：社会科学文献出版社，2019: 22.

[3] 徐勇.儿童青少年心理行为问题研究进展 [J].中国学校卫生，2006,27(11): 921-922,925.

[4] 吴丹丹，赵兆，陈一心.儿童情绪障碍的研究进展 [J].中国儿童保健杂志,2014,22(3):275-277.

[5] 童梅玲.关注学习障碍儿童的视知觉 [J].教育生物学杂志，2015, 3(3):113-117.

[6] Ucar HN,Vural AP.Irritability and Parenting Styles in Adolescents With Attention-Deficit/Hyperactivity Disorder: A Controlled Study [J]. *J Psychosoc Nurs Ment Health Serv*,2018,56(9):33-43.

[7] 刘瑞华，徐江.儿童和青少年品行障碍的干预研究进展 [J].社会心理科学，2010,25(40):409-412.

[8] 焦富勇，徐韬,潘建平，等.中国儿童躯体虐待的流行病学的研究现状：测量工具、发生现状及危险因素分析 [J].伤害医学 (电子版)，2015, 4(4): 16-20.

[9] 李垚，刘爱书，刘天牧，等.大学生童年期心理虐待和儿童虐待认知与潜在施虐倾向的关系 [J].中国心理卫生杂志,2019,33(10):792-794.

[10] 高瑜 , 陈图农 , 徐成 . 精神障碍诊断与统计手册第 5 版人格特质的稳定性和变化性研究 [J]. 临床精神医学杂志 , 2021,31(1):42-46.

[11] Vernetti A,Senju A,Charman T,et al.Simulating interaction: Using gaze-contingent eye-tracking to measure the reward value of social signals in toddlers with and without autism[J].*Dev Cogn Neurosci,* 2018,29(1):21-29.

[12] Sun X,Allison C,Wei L,et al.Autism prevalence in China is comparable to Western prevalence[J].*Mol Autism,* 2019,10:7.

[13] 李丽红 , 缪祥彦 . 论农村留守儿童心理特点及健康心理的养成教育 [J]. 教育教学论坛 , 2017,9(37):47-48.

[14] 静进 . 当前儿童青少年心理健康状况解读与对策建议 [J]. 中国学校卫生 , 2023, 44(2):161-166,175.

第3章
儿童心理障碍的心理治疗

一、心理治疗

心理治疗（psychotherapy）是应用心理学的原理和方法，通过治疗师与被治疗者（儿童和青少年）之间关系的互动，促进儿童和青少年的认知、情绪、行为、人际关系等问题发生改变的方法[1]。心理治疗和心理咨询的区别与联系在于：现代心理治疗，首先要求治疗者、心理医师、咨询师必须是专门受过心理治疗知识训练的人员。其次，治疗师与被治疗者之间应该是一种全新的、互动的和建设性的关系。最后，对儿童，要认识到自己的心理问题或心理困惑并寻找解决方法，主动与治疗师配合，不断改变自己，促进心理和行为的进一步成熟。

二、儿童心理治疗简史

Freud S 是最早对儿童进行心理治疗的，他于 1909 年对"小汉斯"进行治疗；1926 年，安娜·弗洛伊德（Anna

Freud）的"儿童精神分析技术"演讲奠定了先行者的地位 [2]；1905 年，Binet 完成了智力测验的早期工作；1909 年，美国医师 Healy 在芝加哥创设了第一个儿童精神病理研究所；1940—1950 年，心理分析治疗主要应用于儿童；1960 年以后，行为治疗、认知治疗、家庭治疗等技术开始应用于儿童的临床工作。

三、儿童心理治疗与成人心理治疗的区别

儿童通常由成人或家长做决定对其治疗。儿童由于语言发展和认知水平会影响咨询过程中对语言的理解、表达和对情绪的感受。儿童较多依赖于家庭环境，随着家庭环境变化而变化，会被动地受到父母争吵、父母离异、学习压力等伤害。儿童的个性特征为不确定性，会在不断地变化和发展，具有很强的可塑性，很容易受到治疗的影响。良好的治疗关系一旦建立，就会对儿童产生积极影响 [3]。

四、心理治疗的目的、意义与原则

心理治疗的主要对象是儿童和青少年，包括儿童的心理发展、行为问题、情绪问题、学习问题、家庭关系问题等。

目的在于解决减少或改善儿童和青少年所面临的心理困难、焦虑、抑郁、人际关系紧张等主观不适症状，

过度依赖、退缩、敌对等适应不良的行为，促进儿童人格的成熟与发展，并以积极态度、良好的适应能力来处理心理问题和社会生活。心理治疗为帮助儿童改变行为、情绪、人格的过程。心理治疗有非常重要的意义，治疗者是助人者，帮助被治疗者来改变自己；但是被治疗者应有积极的态度动机和行为，在专业人员的帮助下，消除心理困扰，达到促进自我实现。

良好的治疗关系应建立和遵守尊重信任原则、保密原则、挖掘资源原则、综合性原则和预防原则。

五、儿童游戏心理治疗的定义

游戏是儿童最自然的沟通桥梁，也是自我表达情绪、想法和行动的工具，游戏的本质使儿童能获得满足，提供儿童成就感和成功经验，使儿童获得主导权和控制感，协助儿童发展生理、心理、情绪及社会精神。游戏治疗（play therapy）是在心理治疗理论指导下，通过游戏活动而建立人际关系，并帮助儿童成长和发展的过程[4]。

游戏的治疗作用。奥康纳（O' Connor）认为生物性功能可促进儿童在生理上的发展，使儿童宣泄能量并得到放松，可提供运动刺激使感知得以发展。个体内功能，可使儿童体验到自我成功感、环境控制感和冲突控制感。人际交流功能，通过游戏学会独立，通过游戏学会社交技能，与人交流与互动。社会文化功能，在游戏中学会社会文化和习俗，了解适应自身的社会角色。

游戏治疗种类众多，治疗师根据不同的个体选择治疗。常用的治疗方法包括精神分析性游戏治疗、儿童中心游戏治疗、格式塔游戏治疗、阿德勒游戏治疗、埃里克森游戏治疗、认知行为游戏治疗、亲子游戏治疗、家庭游戏治疗、荣格分析性心理学体系的沙盘游戏治疗等。其中沙盘游戏治疗在国内外受到广大心理工作者的赞誉。

六、游戏治疗功能

（一）诊断功能

游戏可以起到评估诊断的作用，儿童用玩具来表达无法说出的话，做出现实中不敢做的事，以及流露出真实的行为感情，表达儿童的感受与体验，反应内在的困扰。医生能够通过了解儿童在游戏中的行为与言语，从而了解儿童的内心冲突和原因，来帮助达到诊断的目的[5]。

（二）治疗功能

儿童在游戏的过程中，通过探索和学习，学会生存在一个充满象征意义的世界，同时也用自己独特的方式去探索、经验及学习，达到对社会认知能力的提高。儿童通过游戏治疗与治疗师建立治疗关系，游戏提供了一个解决冲突和沟通情感的通道，为儿童提供了充分的自由和安全感，从而建立了亲密的治疗关系，这有利于治疗师帮助儿童，容易被儿童接受，达到调整改善儿童所存在的问题这一目的。游戏容易被儿童接受，他们在自发的游戏中更能直接、完整地表达自己，在游戏中学会控制情绪和遵守规矩，帮助提高和形成积极向上的乐观情绪，进而在生活中学习如何接纳并与人相处的技巧。所以，游戏治疗具有帮助儿童自我成长的功能。

七、游戏治疗的适应证

研究证实游戏治疗可作为儿童心理治疗的一种方法，并具有良好的治疗效果，游戏治疗对儿童的适用范围如下。

- 情绪障碍焦虑症：分离焦虑、情绪不稳、爱发脾气、任性、易激惹、冲动、破坏、以自我为中心。抑郁情绪，对周围事物不感兴趣、孤独、哭闹、厌倦、不安、抑制、选择性缄默症。恐惧症，包括学校恐惧症、惊恐、暴怒、拒绝上学、意外惊吓等。
- 行为障碍：如遗尿、厌食、头痛、腹痛、睡眠障碍、不宁腿综合征、屏气发作、咬指甲、吸吮手指、说谎、活动过多、攻击行为等。
- 性格内向：害羞、胆怯、孤独、沉默少言、社会退缩、交往不良等。
- 心理发育障碍：语言发育落后、口吃、社会生活适应能力障碍。
- 社会关系障碍：依恋障碍、过分依赖、退缩等。

- 成长环境问题：学习问题、受虐待、忽视、父母离异、家庭暴力等家庭问题，青春叛逆期、住院病童的压力与焦虑、以及孤独症的康复治疗。

游戏治疗能让儿童建立自信心及安全感，能开发儿童的想象力、创造力，促使儿童性格与个性的发展，促进儿童心理健康成长。

（肖　农）

参考文献

[1] 杜亚松.儿童心理障碍诊疗学［M］.北京：人民卫生出版，2013:132-139.

[2] Kaduson H G,Schaefer C E.儿童短程游戏心理治疗［M］.北京：中国轻工业出版社，2002.

[3] Landreth G L.游戏治疗：建立关系的艺术［M］.陈信昭等，译.新北：心理出版社，2014.

[4] 朱靓琳.关于儿童游戏治疗的论述[J].吉林省教育学院学报,2012,28(9):122-123.

[5] 陆惠仪，黄雪薇.游戏心理治疗研究进展[J].中国公共卫生,2013,29(10):1556-1558.

第4章
沙盘游戏治疗

一、沙盘游戏治疗简介

沙盘游戏治疗是目前常见的心理咨询技术之一，由瑞士心理学家卡尔夫在1957年创建，于20世纪90年代传入中国大陆。沙盘游戏是沙盘游戏者在由沙盘治疗师通过沙盘营造的"自由受保护的空间"中，运用沙子、水及沙具，进行意象创建和表达。沙盘游戏治疗的理论基础主要是荣格的分析心理学、中国文化和哲学——如周易与周敦颐思想，以及纽曼的儿童发展阶段理论。

完整的沙盘制作过程，包括来访者用手来摆放沙具、塑造沙形、画沙画来创造沙盘意象，然后在治疗师的引导下，建立心灵深处意识与无意识的沟通，从而达到发展与治愈的过程。来访者在沙盘游戏的进行过程中，会激发心灵深处意识和无意识之间的持续性对话，在沙盘治疗师的参与下，被治疗者形成的治愈和人格成长的过程[1]。随着沙盘游戏的发展，沙盘游戏的理论研究和实证研究都更加深入。

理论研究现状，如将建构主义理论作为一种新的视角来看待沙盘疗法，以及各学派咨询技术与沙盘游戏治疗相结合的整合性沙盘治疗。实证研究现状，如近 10 年来，沙盘游戏在心理治疗领域得到了非常广泛的普及和应用，集中表现在 3 个方面：①沙盘游戏适用人群增加，随着沙盘游戏理论和实践的日趋完善，沙盘游戏的治疗对象已不再局限于儿童，而被广泛应用于成人的心理治疗中；②沙盘游戏适用心理问题类型增加；③沙盘游戏治疗不仅可用于心理咨询与治疗，也用于心理诊断。

二、沙盘游戏治疗原则

沙盘游戏治疗是一种适应广泛的心理治疗技术，心理分析基本原则，包括无意识水平的工作、象征性的治疗原理，以及感应性的转化机制，都是沙盘游戏治疗应遵守的基本原则。同时，根据沙盘游戏治疗的特点，游戏治疗意义和共情治愈作用都具有原则性的意义和作用。

（一）无意识水平的工作

无意识是心理分析的标准，也是沙盘游戏分析的重要氛围，是否采取对无意识接受的态度，对于沙盘游戏分析来说十分重要，也是沙盘心理分析区别于其他治疗方法的标准。无意识水平工作与心理分析基本原则一样，需要对无意识有一种容纳与接受的态度。这种无意识会涉及人格中一些较少的理智成分，更多基本情感的内容。在沙盘游戏治疗中，并不要求去遵守常识性的规则，这就要求培养一种更加敏感和更为开放的心胸，来倾听自己内心深处的表达，让无意识自发地涌现。也就意味着在无意识和意识自我之间，搭建一种沟通的桥梁，能够帮助游戏者去接近无意识和分析无意识的内容，而且包含着本性自我与自性化发展的条件与机会、治疗创伤的力量。游戏者和治疗师共同来分析，在无意识的引导下走向发展和治愈。

（二）象征性的治疗原则

荣格是把"象征"作为无意识原形的一种表现方式，透过象征，我们可以接触与感受那原始与原本的意象[2]。从分析心理学角度来看原形，强调的正是存在于人们内心深处，并且在内心深层心理中发挥影响与作用的一种内在的意象。这种内在意象具有心理的真实性，具有其自身的独立与自主性。也就是说原形具有象征性和自我表现，以人的意识为中介来表达它自己。但是象征可以塑造我们的意识，促使我们的意识去吸收其象征中所包含的无意识信息。所以，象征是沟通自我与原型、意识与无意识的途径。沙盘游戏就是对构建的沙盘形象进行象征性意义的分析，去接触与感受存在于来访者内心深入并产生深层心理影响的内在意象。在沙盘中任何沙具都有象征意义，沙盘游戏治疗师能够理解游戏中的象征就表明掌握了沙盘游戏治疗的有力工具。

（三）感应性原则

中国心理学家申荷永认为："患者治愈是感应的作用。""感应"是中国文化心理学的第一原则，包含荣格的"共识性"所表达的"心理的真实性"。感应是方法中的方法，在治疗中的治愈，转化与发展中的关键。他认为感应是治愈的重要因素，感应中包含着"精神所至，金石为开"的道理[3]，包含着心理分析和沙盘游戏治疗所追求的转化与自性的意义。

（四）共情原则

心理分析的一种方法，表现为一种设身处地、感同身受的能力，通过这种能力而体现出感应的作用。共情对来访者无条件的积极关注，是运用"共情方法"的重要基础。共情不是用任何技巧性的刻意表达，也不属于任何语言的技能，"共情者"不是以自己的感受来代替对方的感受，而是能够真实地感受到对方的感受，与对方共同拥有或分享某种情感与感受，是治疗师应具备的一种专业的素养和真诚的态度。阿德勒在临床心理学的意义上使用共情的时候，曾将其转化为一种通俗的比喻："穿上患者的鞋子（站在患者的立场上）来观察与感受患者的体验"，因而，"站在患者立场上"很重要。这便是心理分析和沙盘游戏治疗中的共情和共情意境。让来访者感受到治疗师的理解和接纳，从而能够放松自然地表露内在真实的情感，达到治愈的效果。

三、沙盘游戏治疗过程

沙盘游戏的过程是沙盘游戏实践的体现，其中包含着沙盘游戏的操作与要求，沙盘游戏的如何开始，怎样向来访者介绍沙盘游戏，沙盘分析师应该做什么，如何结束和拆除沙盘，这些都是沙盘游戏的实践所要遇到的最基本的问题。沙盘游戏是一个互动与变化的过程，在此过程中，沙盘游戏者与沙盘分析者将获得共同的发展与成长。

- 向来访者介绍沙盘。与来访者建立良好的医患关系，主动热情接待来访者并向来访者介绍沙盘及沙具模型，简单地介绍沙盘游戏及其治疗的大概背景，沙盘游戏治疗原则和治疗的理论取向。

- 向来访者进行导语。治疗师向来访者介绍沙盘及沙盘游戏的"导语"。沙盘游戏"导语"，没有任何固定的导语，根据不同的个体选用不同的方式，甚至是不同的语言和语气来介绍沙盘。避免对来访者产生压力，帮助来访者自由地构建沙的世界。

- 治疗师陪伴与观察来访者摆放沙盘，治疗师采取接纳、陪伴、共情。治疗师不做指引者和控制者，保持静默全程陪伴和记录，不要让自己的言语干扰来访者的内心世界。治疗师不要触碰沙盘，应在旁边观察来访者的第一个沙具摆放的位置，以及在选择沙具时的使用等情况（有无犹豫）。

- 沙盘游戏干预。当沙盘作品完成后，治疗师可发挥其共情的能力和作用，鼓励来访者从不同角度观察自己的世界，听听他对沙盘世界获得的感受和理解，并且与来访者对沙盘世界进行探索和深入的分析与讨论，并在恰当的时候建立共情，并进行建议性、隐喻性或提问式的交谈，从而达到产生治愈和转化的效果[4]。

- 沙盘的拆除。来访者在离开之前会选择拆除或保留作品，拆除沙盘作品也是一种治疗。拆除他们自己创造的"世界"，可以增强他们认为自己有力量取消他们做过的事情的意识。例如，补救他们的过错。对于有的人，拆除"世界"可以使行动得以改变，并打开新的创作通道。如果来访者不愿意拆除，应该保留到下次。

- 沙盘作品记录拍照。治疗者对沙盘游戏过程（如摆放玩具顺序，来访者解释）做记录，记录整个沙盘游戏中儿童的心理变化，为沙盘游戏留下记录，具有十分重要的作用，这不仅是治疗师工作的需要，也是来访者沙盘游戏心路历程的纪念。作品完成拍照保存。拍照从正面45°拍摄，或者正上方向下或多角度拍摄。如果来访者需要，可以将沙盘照片送给他。

四、沙盘游戏主题与分析

沙盘游戏的主题，是对沙盘游戏模型所表现的象征性意义的总结。"主题"告诉我们儿童在沙盘游戏中的表现或传达的基本意义。"主题"也是沙盘游戏分析治疗过程的晴雨表，告诉来访者内在心路历程的变化。初始沙盘是分析儿童沙盘游戏过程中非常重要的参考指标，可以达到诊断的作用。并能提供治疗的方向，以及治愈的可能等重要信息，能够启发沙盘游戏分析师的工作，寻找儿童治愈的能量来源和达到治愈的线索。通过治疗过程在沙盘作品主题的变化分析，可以看到儿童从问题到治愈的过程，从困惑转化到发展成熟的过程[5]。

儿童在沙盘游戏中创造的沙盘作品，都会反映出许多不同的主题。瑞·米切尔将所列举的，如"混乱""空洞""分裂""隐藏"等 10 类主题均归为受伤和治愈两大类主题，根据沙盘游戏治疗，以及心理分析的实际经验，申荷永扩展出"转化的主题"。

（一）受伤的主题

主要是在沙盘中呈现出儿童创伤性体验或经历与寻求帮助的问题。一般是在初始沙盘及治疗的初始阶段。在沙盘中受伤的主题及表现形式，常常是沙盘中的角色受困或封闭在狭小的空间和限制于四周的障碍之内；沙盘中角色受到伤害或正在被受到伤害；沙盘中的角色孤独一处，被忽视与失去帮助；沙盘中的角色处于危险的威胁，却孤立无助；沙具被摆放成倾斜或坠落而不安全的姿势；沙具中摆放的玩具是残缺的物件，如残损的汽车、断裂的桥梁或残肢体等，或者主题内容在重要的部分出现缺失不全；一种新的生长机会被外界潜在的危险所阻碍；沙具被埋葬于沙中或凶恶动物隐藏在某物体的背后；沙具陷入或沉入沙之中，行动受到限制；沙具的摆放出现明显的破坏、攻击、厮打、战争的情境；沙具任意和随意性较大、胡乱地放入沙盘中，混乱、没有形状和规则，沙具之间没有任何界限也忽视了外在的现实；使用的沙具较少或使用没有生命性的沙具，内容空洞沉默压抑；在所使用的沙具之间不存在任何联系，各部分之间没有任何连接，呈现为分散与分裂的迹象等。

（二）转化的主题

转化是心理分析和沙盘游戏的根本目的，可以从两种情况考虑，是受伤与治愈之间的联系，可从"变化""转机"来表示；许多"结束沙盘"往往都能反映出这种"转化"的意义。此外，治愈的主题中也包含了转化的内容，如旅程、趋中和整合等。受伤与治愈之间的转化，如"诞生""变化""整合"等；植物的发芽与生长，内在治愈力量，宗教的内容，如观音和佛像，人生需要的重要转折，生命形态转换如蝌蚪，转化为水陆两栖的青蛙，任何一种仪式和仪礼中,"出生""成人""结婚""死亡",以及祭天祭地等仪式,或与仪式密切相关的如祭坛、火炬、篝火和礼物也包含了转换的意义,心理疾病得到了医治,来访者脱离了困境或重新获得了生活的信心与动力,同样包含着转化的意义。

(三)治愈的主题

往往在治疗的后期阶段,反映儿童内在的积极变化向治愈的方向发展,即从受伤到治愈。主题在沙盘作品中呈现,如沙具的摆放呈现的是聚集的能量、新的生命与生长、开始的旅程、生长的树木、沟通的桥梁或运动的迹象和线索等;呈现出树木生长、汽车启动和机器开始运作、轮船启航、飞机启飞或建筑物的新建等充满生机与力量的内容;沙盘中出现像用沙子建筑的城堡和桥梁、梯子等沙具,或者沙具之间相互连接和结合;呈现出水与水井有关的物件,提供滋养。甚至更为直接地往深处探索与发现的有关内容,呈现出婴儿的出生。鸟类到孵化,或者花儿的绽放等诞生的场景。在沙盘中,若出现母亲哺育孩子、护士照顾患者、相互支持的家庭成员、和谐的团体聚会,以及提供食物或者车辆的食物等;沙盘中出现带有宗教和精神性质的象征物,如超自然的生物、神像或神灵、佛和观音;沙盘呈现出协调、和谐、帮助、整合和包含着灵性及精神的场景等。以上都是典型的沙盘游戏治愈主题的表现。

五、沙盘游戏的基本设置

沙盘游戏治疗最重要的特色之一，表现在其别具一格的沙盘游戏治疗室及其相关设置。建立一个标准的沙盘游戏治疗室，成为从事沙盘游戏治疗的一个重要环节。当然，更为重要的仍然是这个工具背后的使用者[5]。

（一）沙盘游戏室基本布置

沙盘游戏室根据心理治疗要求及沙盘游戏治疗特点，做以下设置：①沙盘2个，一个用于干沙的沙盘，一个用于湿沙的沙盘，以备来访者需要。②沙盘模型架，一般需要3个。注意位置协调，方便来访者挑选使用。③沙具模型，标准的沙具模型1600个，按照分门别类排放在模型架上。④照相机，用以沙盘拍摄下记录，用于分析治疗的依据。⑤时钟2个，一个方便儿童，一个方便治疗师观看掌握时间。⑥其他玩具，包括纸笔、橡胶泥、彩笔等玩具，方便儿童需要时使用。⑦沙发1~2张，适合大龄儿童青少年进行心理分析时进行催眠、自由联与积极想象。

（二）沙具模型基本配置

在沙盘游戏治疗室的建立中，沙盘游戏模型的收集与分类是一项非常重要的工作，许多资深的沙盘治疗师都认为，沙盘游戏模型的收集并不是简单地把一些富有象征意义的玩具模型混合在一起，在你所收集与分类摆放的沙盘游戏模型中，也反映着分析师本人与这些象征物之间的关系。换言之，沙盘游戏模型的收集与摆放，也表现出沙盘游戏分析师的风格甚至是内在人格。来访者会通过这些沙盘模型，受到你的风格与人格的影响。

沙具模型一般被人为归类为不同类别：①神话传说，如古希腊神话的人物、中国古代传说的人物等；②宗教文化，如中国佛教中的佛祖、菩萨、罗汉等；③自然物质，有山谷、河流、太阳、月亮等各种自然物质；④风俗行为，如婚俗、葬礼、巫师、占卜等；⑤颜色形状，包括不同颜色和基本的形状；⑥数字方位，中国古代哲学，对数字具有象征意义，不同方位会有不同的象征意义；⑦人物，如不同职业、年龄、角色身份、不同状态人物等；⑧植物，包括树木、灌木丛、花草、种子、水果等；⑨动物，如飞禽、野兽、家禽、昆虫、鱼类、海洋动物等；⑩体育运动，各种球与体育器具，各种运动场地和运动标志；⑪交通运输，各种涉及交通工具，交通标志等；⑫家居建筑，包括家庭床、桌、椅等用品，以及楼房、宫殿不同风格建筑结构等；⑬其他奇异物品，如一些科幻小说及电影的角色、道具，可能具有特别的象征意义。

六、沙盘游戏分析师的素质

沙盘游戏治疗师的素质很重要，素质是一种天分，但是素质与天分可以通过学习与实践来达到，如果没有一个经过专业培训的游戏治疗师陪伴游戏者进行游戏治疗，那么这个游戏只是一种游戏活动而已，而不是正规的沙盘游戏治疗。沙盘游戏的创建者卡尔夫总结说："作为沙盘游戏分析师，除了心理学的基础和训练之外，还必须具备两个条件，其一是对于象征性地理解，其二是能够建立一个自由和受保护的空间。"

象征性，在沙盘游戏过程就充满了象征性的语言，因而，作为沙盘游戏分析师需要对象征性有丰富的知识，包括宗教、神话、童话、文字和艺术等领域中的象征性，这也是荣格分析心理学的基本功。更为重要的是，作为沙盘游戏师的训练，本身必须对这些象征性有所体验，或者是通过荣格的分析心理学训练，或者是自身的沙盘游戏过程，这样，才能在充满象征性的沙盘游戏过程中，有效地陪同沙盘游戏者来进行探索。

卡尔夫强调的沙盘游戏分析师的素质还要具备建立一个自由和受保护空间的能力，这也是沙盘游戏治疗的基本原则与条件。期望提供给来访者的自由与保护，必须是发自内心，出自自身的体验。作为沙盘游戏分析师需要有一种开放的态度和开放的胸怀，若是让沙盘游戏感受到受保护和安全，那么这安全与保护的气氛必须源自沙盘游戏分析师的内心，需要精诚所至[3]。任何私心杂念，可能都对沙盘游戏及其心理分析的干扰。建立起自由与保护的空间，是沙盘游戏分析师的基本功，也是素质要求。要做到这些，治疗师在接受专业理论基础知识、专业分析师方法的培训后，然后需要在长期的人生旅程中不断地塑造自身的人格和专业素质。

（彭利娟）

参考文献

[1] Pehrsson D, McMillen PS. Bibliotherapy: Overview and implications for counselors (ACAPCD-02)[M]. Alexandria: American Counseling Association, 2007.

[2] Carl Jung. 荣格文集 : 让我们重返精神的家园 [M]. 冯川 , 译 . 北京 : 改革出版社 , 1997.

[3] 高岚 , 申荷永 . 沙盘游戏疗法 [M]. 北京 : 中国人民大学出版社 , 2012.

[4] Boik B L, Goodwin E A. 沙游治疗 : 心理治疗师实践手册［M］. 田宝伟等 , 译 . 北京 : 中国轻工业出版社 , 2012.

[5] Lagutina L, Spevlinger D, Esterhuyzen A. Addressing psychological aspects of physical problems through sandplay: a grounded theory study of therapists' views [J]. *Psychol Psychother*, 2013, 86(1): 105-124.

第5章
沙盘游戏与心理疾病治疗
经典案例

案例1 我为什么生在这个家庭里：家庭暴力阴影下儿童的沙盘游戏心理治疗

导语

家是一种归宿，是人生温馨的港湾，它可以给一个人温暖的感觉。家绝对不单单指一个能睡觉，能吃饭的处所。曾经有学者这样解释，家是有爱的地方，才叫家。但是家也是心病的温床！本案例强强生活的家是个怎么样的家呢？请关注下面的案例。

【案例介绍】

治疗对象：强强（化名），男性，10岁6月，独子。

问题主诉：性格冲动暴躁，在校打架斗殴，用高压手段欺负、恐吓同学，对老师无礼，学习成绩差。

案例背景：父亲，初中文化，出租车司机，嗜好抽烟、喝酒，性格偏执，脾气暴躁。母亲，初中文化，超市营业员，性格懦弱，爱唠叨。家庭经济收入不高，夫妻关系不和谐，父亲非常挑剔母亲，认为她能力差，只要不顺从父亲，父亲就会与她争吵，经常为生活中的琐事而发生激烈的矛盾。由于父亲性格特别暴躁，很爱出口伤人，当着孩子的面对母亲拳脚相加，对母亲经常进行精神和肉体的虐待。

强强在家，非常胆小，特别害怕，躲避父亲。父亲对孩子情感冷漠，关心较少，教育方法简单，野蛮粗暴，经常进行辱骂、殴打、嫌弃他。有一次因起床时间超过了 7 点半，就破口大骂脏话，"傻子、猪、贱人、没出息"等恶毒语言，这次只因强强一气之下顶撞了父亲，父亲就把他暴打一顿，差点打成骨折，还在床上躺了 3 天，从此以后，他不敢顶逆父亲，只有忍气吞声，那年他 6 岁。就这样留下了永久的伤痛在身体里。

强强特别依恋母亲，经常会在母亲面前流泪。强强生活在孤独，恐惧担忧的环境中。

心理诊断：强强主要表现为情绪和行为障碍问题，包括过度恐惧、焦虑、攻击行为、社会退缩。他的行为表现为寻求关注，满足自卑而受伤的心理。

治疗措施：由于家庭暴力，对强强造成十分严重的阴影，心理创伤。适合儿童心理治疗最好的方法，采用国际上认可的沙盘游戏疗法，将引导儿童来诉说自己潜意识中的故事。治疗师将强强沙盘游戏治疗分3个阶段（共20次），第一阶段，释放发泄情绪。第二阶段，转变。第三阶段，修复受伤的心灵。

【治疗过程】

（一）第一阶段（1～10次）释放发泄情绪

第一次沙盘游戏，强强由妈妈陪同来到沙盘游戏室，治疗师安排强强妈妈在隔壁办公室休息，强强随治疗师一起来到沙盘游戏室，沙盘游戏室的各项玩具，包括房屋、人物、动植物、交通工具、军事类等。治疗师告诉强强，你看这么多玩具，你喜欢吗？你想玩什么都行。强强看见这么多玩具，很兴奋，治疗师的话刚结束，强强就立刻站在沙盘前，在沙盘的中间摆放骷髅，黑色的棺材等。将他们用力深深地按进沙子里，沙盘左边摆了一个原始丛林，他还顺手丢进去两条毒蛇，在沙盘下面摆放许多动物狮子、恐龙、猎人向一个方向进攻。强强的初始沙盘反映出受伤的主题（图5-1）。强强的家庭问题，狮子、恐龙、猎人代表家庭成员。这个场景意味着强强在家庭中感受到的不是团结、温暖和爱，而是充满着激烈的争斗和攻击。而棺材、骷髅、耶稣受难的十字架、隐藏在草丛中的两条毒蛇，则反应强强在家庭中感受到巨大矛盾、冲突、孤独、痛苦及发泄。

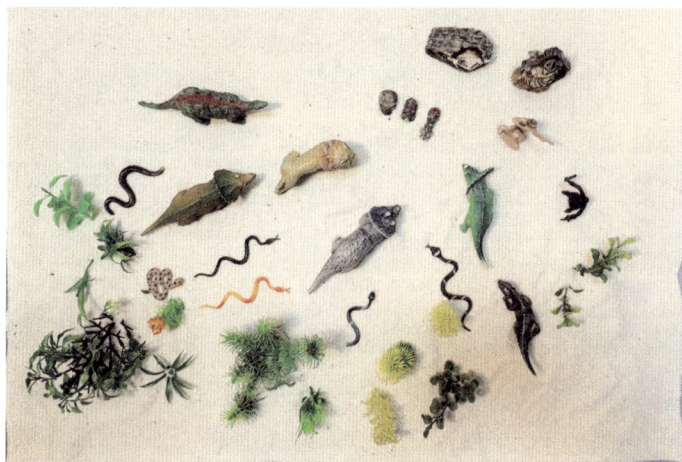

▲ 图 5-1　受伤的主题

　　强强连续摆了 10 次沙盘作品都是类似恐怖的动物，如在大海里放了鲨鱼、蛇、蝎子等凶残的动物，表明了强强心理没安全感，一直在释放心里的压力和情绪。

　　接下来，第 2～9 次，总的来说，前面的治疗都是对攻击性发泄愤怒为主题。

　　第 10 次沙盘作品，强强进入沙盘室面无表情的与治疗师打招呼"我来了"。然后，走到沙盘旁，慢慢地把沙推开出现海洋，然后开始挑选玩具。选了鲨鱼、蛇、蝎子等凶残动物放进大海，然后又选了两个海盗和船放在大海下边，强强还告诉治疗师，船翻了，海盗掉进海里被<u>鲨</u>鱼吃掉了，强强的沙盘作品结构清晰，仍然是没有安全感，一直都在释放心理压力和不良情绪。

（二）第二阶段（11～15次）转变

第15次强强面带微笑来到沙盘室，很有礼貌与治疗师打招呼后，开始摆沙盘，他先玩儿了一会儿沙子，然后造了一个宽阔的海洋，挑选沙具摆在大海的右边放了一排船，船上有大人和学生，然后在大海里摆放了贝壳、鱼类等。还在大海的中央创造了一个海岛，海岛上有树、山和鸟儿，这象征着能量和动力（图5-2）。最后在沙盘上方摆放了几匹奔驰的骏马，表明指引，以及安全的呵护，右侧摆了一群小动物，船代表交通工具它代表能量和动力，这幅沙画表明强强心中已定下了目标和方向。

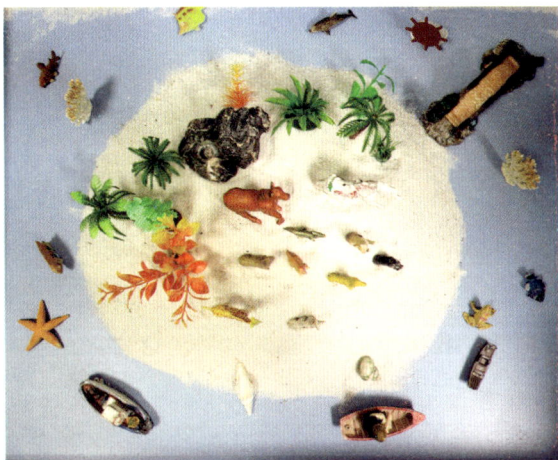

▲ **图5-2 能量和动力**

（三）第三阶段（16～20 次）修复受伤的心灵

第 20 次沙盘，强强来到沙盘室很有礼貌并主动向治疗师问好！然后非常认真地开始摆放玩具。将沙盘中央的沙子向四周推开说："这是大海"，然后又走向沙具架，挑选了很多鱼儿、贝壳、鸭子放进了大海里，并且每条鱼都呈直立、游动的状态，他还在大海的四周摆放了绿草，还在沙盘的右上角摆上了太阳。强强作品中的大海、太阳，代表能量和生机，鱼儿呈游动的状态，象征着旅程的开始。强强对自己的作品很满意，并要求治疗师给他拍照，把照片送给他做纪念。

【案例分析】

分析强强的沙盘治疗，故事情节向着积极方面发展，如孩子以更适应的健康方式来应对学习生活中的应激事件（同学的奚落和父亲的教育方法）。沙盘游戏是一种针对儿童心理发展特点和心理治疗的特殊疗法，它是以游戏活动为媒介，让儿童有机会自然的表达自己的感情，暴露问题，并从中自我解除精神困扰，沙盘游戏好比儿童的语言，玩具好比是儿童的词汇。透过游戏，儿童能表达许多他们尚不能清楚地用言语来沟通的感受和经验。而且在受过专业训练的治疗师陪伴下，儿童能自然的表现他们的心境、困惑和日常生活中遭遇的挫折，一旦这些经验被处理后，儿童更有能力来解决心理的挫折和创伤，所以沙盘游戏治疗儿童心理创伤是非常有效的方法。

因家庭暴力受伤的强强是一个少言寡语的孩子，孩子的创伤会使他沉浸在悲伤痛苦的心境中，会不断闪回过去痛苦的回忆。本案例中强强是一名 10 岁儿童，在言语及经验表达能力方面都比成人欠缺，这给治疗带来了一定的难度。

治疗师在强强自由选择的基础上，采用了沙盘游戏疗法作为治疗与评估手段。可以通过观察孩子的游戏过程，游戏主题、情绪、行为、言语，以及家庭成员间的互动，来了解其内心的无意识层面的活动，更好地理解孩子，诱导他洞察，并通过模型的种类数量等客观数据进行治疗结果的评估。该疗法的难点在于，治疗师要会控制住自己"想要做什么"的冲动，不去随意介入孩子的游戏活动，而是做到"无为"。要相信"只要给予适应的环境，无意识深处就会有一种治愈因素，自动帮助孩子获得心灵的复原"。

在本案例中，治疗师扮演了一个旁观者的角色，给强强充分的主动权。一开始指导强强的行为是他的本我，一旦他感觉到处在一个足够自由和安全的环境中时，这时可以看出强强的自我在开始呈现，力量也在不断地增强，并在指导他的行为。强强反复把骷髅、棺材埋藏在沙子里，然后又把它取出来，这是代表强强的自我意识开始在增强。由于治疗师的接纳和理解的态度，强强的无意识也开始出现，如他创造出受伤的场景，并在以后的沙盘治疗中再三地修复受伤的情景，此时他的无意识正在从事着治疗的作用。

"无为"并不是"什么都不做"，治疗师通过观察，努力理解沙盘作品的象征意义。从某种程度来讲，这就类似于解梦，我们不能进入到孩子的梦境，但是我们可在孩子醒后对这个梦做出解释与分析，从而使其能够与自己的无意识对话。

由于对沙具模型的象征意义把握很重要，结合孩子的家庭事件来进行结合考察就显得尤为重要。本案例中，治疗师始终与父亲和母亲保持联系，搜集与强强有关的家庭生活和学校学习信息事件，及时有效的与父亲沟通分析。强强是一个受伤的雁儿，由于家庭教育不当使他的自信、自尊丧失殆尽。造成在学校，任性、蛮横、冲动、好动、调皮捣蛋、欺负同学、扰乱课堂纪律等攻击性行为，渴求得到别人的重视，错误认知仿照父亲的行为方式来处理对待学习和生活。通过分析对家庭问题，指导父亲用正确的方法教育孩子，教育孩子也要讲原则。共同努力，让受伤的雁儿归队，治疗师进行了对孩子及家庭的辅导与干预工作。

家庭是人生的一所学校。造成强强行为偏差，家庭教育不当是一个重要因素，但特殊的家庭也是造成强强自卑的原因之一。引导强强重新认识父亲，这也是让强强重建自我形象的重要一环。由于家庭、学校配合使强强的进步更快。在学校可以见到他与同伴追逐嬉笑的身影。雁儿终于归队了。

从强强的转变过程中，我们发现对于一些心理有问题的孩子，只要你从沙盘透视中找到事情发生的源头，只要你满怀真诚、尊重他、接纳他、欣赏他、公正地对待他，那么即使是一块坚冰也会融化。他们的自我形象会在你的辅导下成长。从强强的案例中，我们可以看到，造成孩子行为偏差的原因与家庭关系非常重要。全面耐心地把家庭的教育力量调动起来，这样辅导干预才更有效。愿我们去读懂每个孩子的心灵，愿每一只雁儿都能与伙伴一起翱翔。

（余文玉　彭利娟）

案例2　小女孩的秘密：上学就肚子痛的儿童沙盘游戏心理治疗

导语

随着二孩、三孩政策的出台，越来越多的家庭选择要二孩，想要二孩来给家庭的老大做伴，想要家里的老大不那么孤独，也是为了让家里的氛围更加完美，给家里增添幸福和希望。但是二孩对老大的影响是很多家长万万没有想到的。下面通过案例告诉我们，在二孩家庭中家长如果冷落忽视了大宝的感受，在大宝的心里可能会觉得，就是因为家里有了二宝之后，家长对自己的爱都被二宝夺走了，慢慢大宝的性格会发生变化，会对孩子心理造成严重影响。有可能会产生两个极端。要么是歇斯底里，要么是沉默寡言精神障碍。所以父母的做法是至关重要的，她是会直接影响到家庭的氛围，甚至起到决定性的作用，家长们一定要重视。请关注本案例。

【案例介绍】

治疗对象：苗苗（化名），女孩7岁，多动。

问题主诉：性格内向乖巧，成绩中上，近半月一上学就闹肚子痛，成绩明显下降。

案例背景：苗苗是本地某小学二年级三班的学生，家境小康，父亲在外工作。母亲是家庭主妇照顾苗苗及刚满一岁的弟弟小刚。

7岁的苗苗性格好，非常的乖巧，是个爱学习的好孩子，成绩中偏上，数学特别突出，常常受到老师及同学的称赞。一向在校表现优秀的苗苗，但最近却频频缺席。最初一两个星期，三天两日请假，但之后多个星期苗苗的父亲都给苗苗请假。理由是苗苗肚子痛，但是很奇怪苗苗一上学就会闹着肚子痛，而且不是装的，但在家中则不会肚子痛。爸爸妈妈带她多次到医院检查，都没有找到原因，最后来到儿童医院八号楼沙盘室，通过摆沙盘评估及辅助问卷检查评估，发现苗苗在一年级时数学成绩好，得到数学老师的青睐，总是叫她在全班面前演算数式。但在二年级后，数学老师改换了，任教老师则甚少叫她，反而将注意力集中在数学比她差的同学，此种情况令苗苗心中很不好受。认为老师和同学都不喜欢她。治疗师把苗苗独自叫到一个房屋非常和谐地告诉她，能帮助她治疗肚子痛，并且询问她返学肚子痛时会想起什么？结果发现苗苗很挂念留在家中的母亲及弟弟，并透露自己小弟弟出生后母亲的注意力全在弟弟身上，苗苗感觉妈妈已不爱自己了，终日闷闷不乐。

心理诊断： 儿童少年精神障碍（儿童情绪障碍）。

治疗措施： 根据苗苗情绪障碍，治疗师采用沙盘游戏治疗，共分为3个阶段（18次）。第一阶段，受伤心理的宣泄。第二阶段，建立积极的治疗同盟，提供家庭功能来帮助孩子达到意识与无意识沟通。第三阶段，整合恢复健康，回到学校。

【治疗过程】

（一）第一阶段（1～12 次）受伤心理宣泄

第 1 次治疗，7 岁的苗苗由妈妈陪伴来到重庆儿童医院八号楼沙盘游戏室。苗苗独自与治疗师一起进入沙盘游戏室。自己坐在小凳子上不说话，也不拿玩具。治疗师给她进行简单介绍后，苗苗漫不经心四处看看，非常小心谨慎地摸了一下玩具。10 分钟后才拿了锅、碗、盘子、家具等沙具放在沙盘里，而且把这些沙具全部埋在沙子里，然后又把所有的沙具全部挖出来，就这样反复持续到治疗结束。此次，苗苗没有摆出沙盘作品，但她玩得很开心。

在后来几次治疗中，苗苗都是重复着同样的动作，而且，每次都是站在同一个位置，与治疗师没有任何语言交流，完全忽视了治疗师的存在，通过这些行为能够分析出苗苗沙盘游戏的特征，包括"焦虑、重复、缺乏想象力"。

治疗师分析经常在沙盘游戏中使用家具、锅、碗、餐具的孩子，可能会在游戏过程中体验到对父母的一种依恋心理。尽管苗苗在游戏中没有任何言语表达，治疗师认为是苗苗对受伤心理的宣泄，以及为后面的治疗，内在与外在的转变奠定基础。

第 8～12 次沙盘中，苗苗在游戏中成长。苗苗在后来的沙盘游戏中，重复性行为逐渐减少，沙盘除了家具、餐具、人物、动物外还在沙盘中增添了一部分玩具，如房屋、植物、水果。在完成部分作品时，她会讲述沙盘作品的故事。

（二）第二阶段（13～15次）建立积极治疗同盟

第 13 次沙盘作品，苗苗完成一幅《家》的沙盘作品（图 5-3）。

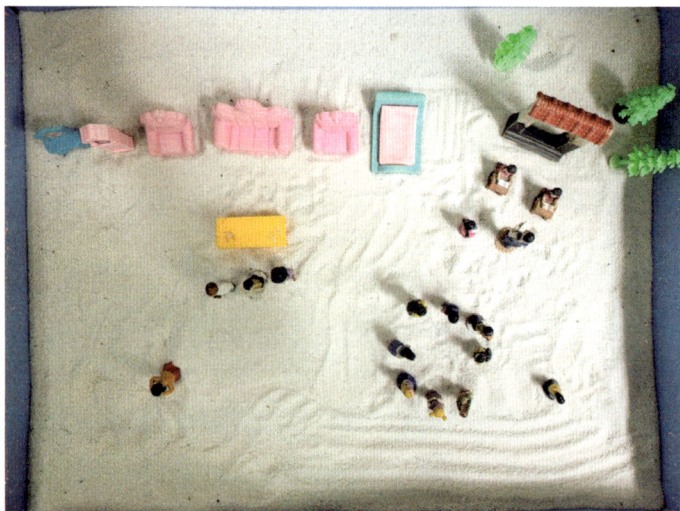

▲ 图 5-3 《家》

首先，苗苗选择了一个妈妈、爸爸、小男孩放在沙盘中间，在沙盘上方有家具、沙发，然后在沙盘左边有一个孤苦伶仃的小天使。沙盘右边是学校，有许多学生在一起玩耍。而在右下方有一个小天使独自在一旁。

治疗师通过苗苗的沙画作品，终于知道了苗苗不想上学的问题，于是治疗师引导苗苗讲述沙盘作品的故事。

治疗师："这小天使是你吗？好像很悲伤。"

苗苗："是的。"

治疗师："沙盘中间的三个人是你的爸爸、妈妈、弟弟吗？"

苗苗："是的。"

治疗师："沙盘右边一群人物是你同学吗？"

苗苗："是的。"

治疗师："能告诉我发生什么事情了吗？"

苗苗："妈妈爸爸喜欢小弟弟不喜欢我了。"

治疗师："苗苗是想待在家里得到妈妈的宠爱吗？"

苗苗："是的。"

治疗师："学校也发生了什么事情了吗？"

苗苗："新来数学老师也不喜欢我了。"

治疗师："为什么不喜欢你呢？"

苗苗："新来老师从来不叫我上黑板演示试题了。"

第 14 次治疗：治疗师通过苗苗沙盘潜意识呈现出的内容，对苗苗进行认知干预引导。

第 15 次治疗：治疗师与学校老师和苗苗的母亲进行了交流，后来苗苗进步很大。

（三）第三阶段（16～18次）整合恢复健康，回归学校。

第17次沙盘主题《快乐的一家人》（图5-4）苗苗在沙盘上方摆放一排房屋，在房子前方左边摆放一套桌椅，桌上有盘子、米饭、水果；沙盘右边有爸爸、妈妈、弟弟和苗苗在一起玩；苗苗在沙盘下方摆了草坪、树木和动物有骏马、牛、羊、狗；最后在沙盘中央还摆了一尊菩萨，苗苗说："她是保佑大家平安的。"苗苗的作品结构布局合理，一家亲、绿树、和谐的动物、菩萨等象征能量的来源。

经过18次沙盘治疗后，苗苗又恢复健康，肚子不痛了，她又能快乐地上学了。

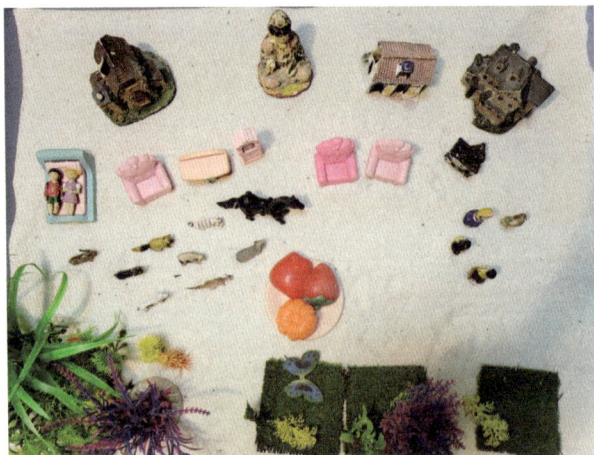

▲ 图5-4 快乐的一家人

【案例分析】

本案例苗苗上学时诉肚子痛，但找不出病因，而当她不上学时，症状则会消失，不药而愈。其实孩子诉说一些找不到病的症状，就反映出孩子正受着一些有形的无形的压力。当身体抵受不住压力时，便会发出如上述症状的信号，让身边的人知道，从而加以探究及伸出援助之手。

通过沙盘游戏，治疗师观察到苗苗沙盘的投射信息，与苗苗交流，发现至苗苗弟弟出生后，苗苗开始觉得，妈妈只照顾弟弟，没有照顾她，内心产生一份失落与不安，觉得妈妈不再疼爱她。如果上学就更见不到妈妈了，潜意识觉得不上学留在家中，便可和妈妈在一起，得到妈妈的宠爱，于是身体真的在上学时出现毛病，回到家又没事。还有苗苗觉得这学期新来的数学老师从来不叫她到黑板上做数学题，同学也没有邀她一同玩耍游戏，这些都令苗苗不想到学校上学。治疗师洞悉这一切后，通过沙盘游戏治疗，通过潜意识纠正她错误的认知，重建正确的认知，明白弟弟幼小需要妈妈照顾，当她如弟弟般幼小时妈妈也是这样照顾她的，而妈妈照顾弟弟，并不是不再疼爱苗苗。

至于新来的数学老师不叫苗苗到黑板演示习题原因，是不想让同学抄袭她的正确答案，以及要多锻炼一下数学差一点的同学，让他们多尝试，这样纠正苗苗对老师错误的想法。

在沙盘游戏治疗，更重要的是治疗者一直都在一个健康的游戏主题中，利用游戏不断挖掘自己的潜力，在游戏中成长。通过沙盘游戏干预后，苗苗又恢复健康，肚子不痛了，她又能快乐上学了！

苗苗的故事和治疗经历，激励着我们尝试去理解和帮助那些幼时受到情感冲击的孩子，这对我们心理工作者、教育者和家长们都有深刻启示意义。我们要对这些儿童需要付出更多的关心和爱护，精心呵护，定会绽放出绚丽的光彩！

（余文玉　刘　川）

案例3　是我的错吗：遭受性侵犯女孩的沙盘游戏心理治疗

导语

儿童遭性侵犯，危害甚大，影响十分恶劣，儿童被性侵其原因颇多。本文从真实案例出发，通过对事件的发生原因，分析对受害儿童造成的严重心理创伤及采取心理治疗措施。帮助孩子重拾自信能力和走出阴影。通过本案例为我们启到抛砖引玉的作用，为我们提出了一个值得思考的重要问题，减少、杜绝性侵儿童事件的发生，应着眼于事前的预防，防患于未然。在此意义上，为家长、学校、政府提出了一个不容忽视、刻不容缓的重要课题——如何对儿童进行防性侵的科学性教育。

【案例介绍】

治疗对象： 肖肖（化名），女孩，10 岁，面色苍白。

问题主诉： 性侵犯恐惧、失眠、情绪低落、压抑、孤僻、不与人交流。

案例背景： 半个月前，肖肖在画画培训班的好朋友荣荣，邀请肖肖到她家庆祝生日，当时有荣荣的二个男性和一个女性友伴在场，肖肖也曾见过这三个人，他们一起玩游戏、唱歌、吃水果、饮啤酒。后来荣荣的好朋友越来越兴奋，不停向大家灌啤酒，肖肖感到害怕，嚷着要走，但在荣荣要求下留了下来。最后肖肖因饮了啤酒，觉得有点疲倦，在荣荣的劝说下到她房间休息，肖肖很快熟睡了。当肖肖醒来时，却猛然发现自己半裸着身体躺在床上。她即时穿好自己的衣服走出客厅，却见不到一个人，于是她便赶回家中。回到家后她很害怕，不敢告诉父母，怕父母责怪她，不应去饮酒。更不敢告诉任何人，担忧被人责骂和质疑而感到害怕面对别人。她不大愿意去报警，怕被误解不相信她，认为自己是自愿的。还因为朋友出卖而处于紧张和敏感状态，有强烈的受伤心理。独自承受着巨大的悲伤和痛苦，常常晚上整夜无法入睡，做噩梦，上课走神，迟到，不愿上学。肖肖的异常表现，班主任告诉了肖肖的母亲，在母亲的询问下，肖肖终于说出实情，母亲报了警，并寻求紧急避孕服务等。然后母亲带肖肖到儿童医院诊疗。

心理诊断： 应用沙盘及辅助评估量表工具进行评估。治疗师通过观察孩子的游戏过程、游戏的主题、情绪、行为、言语，以及家庭成员间的互动获取信息并进行诊断。

评估目的，测定有无临床症状，创伤性事件和精神损伤程度，以及家人能否为她走出阴影，提供社会支持。

沙盘评估过程，肖肖沉默孤僻，低头不语，不与治疗师目光接触，被提问时不理不睬，仿佛没有听见，自己把沙具中的动物、人物一会儿用沙全部埋葬，一会儿又挖出来，反复地重复简单的动作。

诊断结果： 肖肖患有创伤后应激障碍（posttraumatic stress disorder，PTSD），心理治疗师推荐她进行沙盘心理干预。

治疗措施： 面对处于危机期的肖肖，治疗采用人本主义理论，无条件地接纳，提供安全与受保护的氛围。共情体会她内心的惊慌和内疚，让其感受治疗师真诚关怀和认同。逐渐过渡从内疚和自责中走出来，通过治疗帮助恢复健康社交生活，逐渐跨越心理障碍。

　　沙盘游戏治疗设计：治疗师在治疗过程中需收集以下几方面信息，包括个人观察、治疗过程中的记录、沙盘作品的照片、个人的反思，以及家庭背景信息，主要是请母亲在治疗前期与治疗各阶段中，填写一些相关的心理行为调查表，包括儿童性行为目录（CBBI）、创伤症状检查（TSCC）和行为情绪等级量表（BERS）。

　　根据肖肖创伤事件的产生与发展，治疗师将整个沙盘治疗分为 3 个阶段（共 36 次）。这 3 个阶段中，肖肖的创作过程发生了很显著的变化。前两个阶段肖肖经历创伤事件心理反应。第三阶段走出阴影，开始新的生活。

【治疗过程】
（一）第一阶段（1～10 次）创伤事件心理反应

　　第 1 次治疗，肖肖在妈妈的陪同下来的，治疗师热情地接待肖肖，告诉她可以选择沙盘室中的任何玩具，肖肖坐在沙盘旁，无精打采、面色苍白、双眼通红、非常疲惫、漫不经心地探寻沙盘室。然后才开始选择了一个母鸡与小鸡的母子玩具，接着又选择了一个母亲与天使的母女，开始了一种仪式的活动。在杯子里装上沙再倒出来，这样持续了 20 分钟。后来又从沙架上拿下房屋、沙发、柜子、床、家具放在沙盘的中央，玩到这次沙盘治疗结束。

第2～6次，肖肖仍然进行重复性的行为，与治疗师没有言语的交流，治疗师都是默默的陪伴，观察肖肖有疑惑时，治疗师总是告诉她："你想怎样就怎样。"无条件的一直在接纳她。肖肖继续玩着杯子里的沙装满再倒空。在第4次治疗，就在沙盘放了桌子、餐具等厨房用的玩具，呈现出午餐的场景，有喝的饮料，以及食物。在第5次和第6次治疗，肖肖继续进行仪式性的活动，玩杯子喂小鸡及小天使，不同的是增加了一些人物，几个大的玩伴玩耍后还在沙发上睡觉。

第7～10次，重复了以前所有的行为，但增添了一个小湖，沙盘中上演了一场厨房吃饭的场景，以及湖中有儿童游泳的场景。

（二）第二阶段（11～25次）宣泄内心创伤

这一阶段，肖肖重复性行为逐渐减少，但开始探索攻击性玩具活动。把刀枪放进沙盘，另外还选择凶猛的动物、狮子、毒蛇、恐龙，一直连续在开展猎人、士兵、猛兽的大战，有时还能听她喊出那侵犯者的名字。这一阶段肖肖一直在发泄，她选择猛兽就是代表侵犯者，这即象征"黑暗与光明"，破坏力又象征正义。猎人士兵象征正义、英雄、保护者。肖肖内心充满了愤怒的情绪，并在沙盘中进行了宣泄。

（三）第三阶段（26～36次）走出阴影迎接新生活

整个沙盘游戏治疗，从第一阶段大部分的时间给予肖肖支持和关怀，让她有空间去宣泄情绪和重整思绪，这大大拉近治疗师和肖肖的距离。第三阶段是借助真诚的关怀和善意能令她重建对"人"的信心，走出阴影。

肖肖进入 26～36 次沙盘治疗，每次进入沙盘治疗室会主动与治疗师打招呼。这一阶段肖肖开始调整内心的迷惑，清除内心的困惑。选择的沙具先后有许多房子构建了一个美丽的城市，如教堂、庭院（院子有座椅、柜子、锅灶等）、茂密绿树草坪、动物、湖泊、贝壳和游动的鱼儿，以及许多的人们在喝茶聊天和初升的红太阳。

这一阶段的沙画作品结构清晰，且正义力量战胜邪恶，呈现城市一派生机勃勃、安全和平景象。这代表肖肖已开始走出阴影，去迎接新生活（图 5-5）。

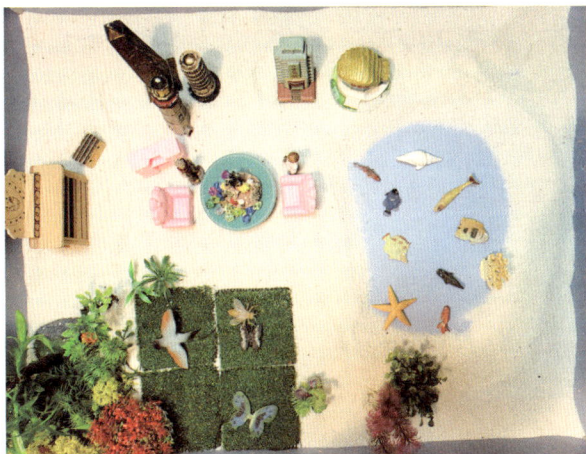

▲ 图 5-5　迎接新生活

【案例分析】

（一）创伤

当性侵犯发生在一个女孩子身上，孩子的基本发展需求将严格受阻，它会导致信任感、安全感、人际交往、自主性和辨别能力发展的不完善。具体从以下 3 个方面影响。

- 精神创伤。遭受性侵犯后将会使孩子对恶劣的名声感到羞耻，有负罪感，不敢申诉自己的正当权益；对孩子一生成长来说，就是一个污点，孩子会因此而自责。由于无助，由于无法表达自己的愤怒、申诉自己的遭遇，所以变得越来越脆弱，孩子内心无力感很强。

- 身体创伤。较为严重的可能会出现自残自杀行为，还有可能会出现腹痛、腹泻、胃痛、头痛等心理疾病。

- 行为异常。噩梦连连，极端沮丧、焦虑和恐惧，有的甚至会出现退缩行为，会有学习困难、学校适应不良、离家出走、有攻击性，甚至恶意伤人等行为，会失去对人尤其是对陌生人的信任。

这些影响与伤害，如果没有相关机构的介入，家庭成员的理解，心理辅导老师的帮助，沙盘游戏治疗师的治疗，症状会一直跟随孩子发展到成人期，以至于以后的家庭。

（二）找回自信

沙盘游戏是孩子天生的语言，是孩子表达内心世界最自然的选择。孩子受伤后不愿意用语言来表达内心的情感。在游戏中可以尽情表达自己的情绪，不管是悲伤、愤怒、羞耻的，还是粗暴的，没有人会责怪她，通过想象与操作，在安全的环境里释放着自己的能量。同时治疗师以孩子为中心，无条件的积极关注，相信孩子的内在力量和寻求改变的潜力，与孩子建立起难得的信任关系，促使孩子很快恢复自尊，掌握主动权，获得主控感，增强自身力量。

肖肖一开始总是重复用杯子里装沙，这表示她真的无法摆脱性侵犯的伤害，整个人处于消极无奈的情绪状态中，很多次都只会重复的仪式性行为从装沙到喝饮料，肖肖的安全感恢复了一些，心里的感受不再是涩涩的，而变得明快一些，到后来又有了主题性的活动。回顾了天使喂养的小天使，她在这个安全的环境中越来越能找到自己的力量，自主性也在增强，让她到湖池里用水来洗涤罪恶感，羞耻感的表现，治疗师依然默默地听她的安排，只有在她需要帮助和限制的时候才发表意见，有所行动。所以，这种安全感，自主感和控制感的获得，足以使肖肖逐渐发展猎人士兵与凶猛兽的大战的不满情绪宣泄，将压抑的所有创伤释放出来，找回正义、英雄、保护者，且正义的力量得以取胜，重建对"人"的信任，将自信和快乐重新回归到她的心灵，渐渐走出阴影。开始迎接新生活。

（余文玉　彭利娟）

案例4　缺失的父爱与母爱：留守儿童的沙盘游戏心理治疗

导语

在中国有这样一个弱势群体。他们的父母为了生计远走他乡离开年幼的孩子，外出打工，用勤劳获取家庭收入，为经济发展和社会稳定做出了贡献，但他们却把年幼孩子留在农村家里，孩子与父母相伴的时间微乎其微，这些本应是父母掌上明珠的儿童集中起来便成了一个特殊的群体，留守儿童。留守儿童多由祖辈照顾，留守的少年儿童正处于成长发育的关键时期，父母外出打工，与自己的孩子聚少离多，沟通少，父母监护教育角色的缺失，他们无法享受到父母在思想认识及价值观念上的引导和帮助，成长中缺少了父母情感上的关心和呵护，对留守儿童的全面健康成长造成不良影响。"隔代教育"问题在"留守儿童"群体中最为突出。

而隔代教育又有诸多不尽如人意处，有的孩子产生认识、价值上的偏离和个性、心理发展的异常，给这些可怜的孩子留下了许多的遗憾。作者在文中对留守儿童的心理问题进行了分析并采取沙盘游戏心理干预。关注引导孩子成长，为孩子撑起一片蔚蓝的天空，让孩子在全面发展的沃土中健康茁壮地成长。

【案例介绍】

治疗对象：梅梅（化名），女，10岁，四年级。

问题主诉：性格孤僻，内向，自卑，不善与人交往，近 1 个月每天晕倒 2~3 次，不能上学。

案例背景：梅梅生活在一个交通闭塞的小山村，一家五口人，由于那里的土地贫瘠，村民生活水平低，人均年收入仅几百元，她的父母不甘于生活的贫困，早在她 3 岁时丢下了梅梅，双双外出打工挣钱，梅梅与年迈的爷爷奶奶生活在一起，爷爷奶奶听力差，与梅梅交流甚少，每年只有到春节才能与父母团聚，春节过后便是漫长的思念与等待，父母到外地打工之后，梅梅便与父母很少联系，长期得不到母爱与父爱的温暖，她总是封闭自己的心灵，没有可以倾诉的朋友，性格变得特别郁闷，不善与人交流，总觉得自己低人一等，经常在学校被调皮的男生欺负，笑话她是没有爸妈的孤儿。并给她

取了一个绰号叫"多余人"。特别使梅梅痛苦的事情，在
3个月前最疼爱她的奶奶突然生病去世了，这对于心理脆
弱的梅梅带来的心理创伤是致命的打击，梅梅变得内心
更加封闭，情感淡漠，情绪极度消极，本该活泼开朗的
花季少女变得沉默寡言。以致发生了睡眠障碍及每天要
晕倒数次的情况。

心理诊断：癔症。父母关爱缺失是梅梅诱发行为情
绪障碍的主要因素，同时奶奶去世，使她的心灵遭受严
重创伤。例如，过度焦虑、睡眠障碍、晕倒、过分寻求
关注。

治疗措施：由于留守儿童问题就是父母远离从而导
致孩子情感支持系统变得脆弱，引发一系列问题，产生
心理障碍。采取加强宣传，让父母重视留守儿童的心理健
康，避免双亲外出，即使外出也要注重孩子心理需要，建
立电话联系，常回家看看，多与孩子沟通。治疗师采用沙
盘游戏心理治疗。治疗共16次，分三个阶段，第一阶段，
倾诉心中烦恼、痛苦和忧愁；第二阶段，转化，诉说自己
的生命故事；第三阶段，修复受伤心灵，自我整合。

【治疗过程】

**（一）第一阶段（1～5次），倾诉心中烦恼、痛苦和
忧愁**

第一次治疗，梅梅在母亲的陪同下前来沙盘室，治

疗师安排母亲在隔壁房间休息。梅梅跟随治疗师走进沙盘室。治疗师非常和蔼地介绍沙盘室的基本操作后，梅梅开始进行沙盘游戏。但是在前 20 分钟的时间，梅梅都没有在沙盘里摆放玩具，而是重复将沙摊开后又将沙堆成小山，反复进行这些简单的动作。治疗师静静地在旁陪伴、接纳梅梅，渐渐地梅梅开始观察沙架上的玩具，拿了一个躺在床上的小婴儿摆在沙盘左边，然后用沙把小婴儿埋上，一会儿又把沙摊开，又不断这样地重复着，直到第一次治疗结束。

第 2 次治疗，梅梅比第一次主动，一开始就把沙聚拢，然后再摊开，把手又埋进沙里，如此反复玩了 10 分钟后，就开始将沙架的玩具放在沙盘里，在沙盘上方摆放几座房屋、大山，沙盘的中间摆了家具。沙盘下方摆放草丛，并在草丛中摆放蝎子、蜈蚣等害虫。在整个治疗过程中梅梅一直是背对治疗师。沙盘右下方是空的没有摆任何沙具，这个位置正是治疗师坐的位置，表明梅梅有阻抗，还没有接受治疗师。

第 3 次治疗，梅梅进入沙盘室后，直接走到沙架前非常认真地拿了房屋，家具一套如桌椅、床、柜子放在沙盘的中间，在房屋的门外坐着一个孤独的女孩，在沙盘的左下方有一些弱小的动物，兔、鸡、羊、猪正在逃窜，而在右下方却有一些凶猛的老虎、狮子、毒蛇一至在向左边的方向进攻。梅梅在摆放这些玩具的时候，还在自言自语地说："它们都要被吃掉的"，这时梅梅在开始接受治疗师了，他们的治疗关系开始在建立了。梅梅在向治疗师表述她内心的孤独和恐惧（图5-6）。

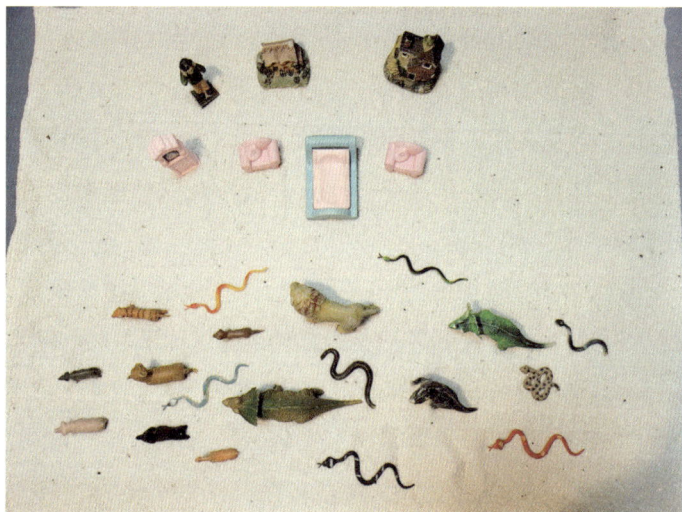

▲ 图5-6　孤独和恐惧

第4次治疗，梅梅进入沙盘时都会向治疗师打招呼，在沙盘中呈现一个孤独的小女孩，独自待在一个角落里，离房屋很远，而且在另一边有许多植物、人物，有的孩子在运动，有上班的叔叔阿姨，以及公路上来来往往的车辆。沙盘作品表明梅梅的孤独和无安全感。

第5次治疗，梅梅的情绪有很大改善，沙画作品呈现内容与第4次基本相仿，有一点不同是梅梅与爷爷奶奶在一起。这次沙盘作品完成后，梅梅主动给治疗师讲述她的家庭、学校，以及一直在外地打工的父母亲，讲述比较多的是与爷爷奶奶生活的情境。梅梅讲述，治疗师给予了很好的共情，为梅梅提供了一种支持性令人轻松的氛围。从梅梅的表述，表现了她开始找到一种比较好的解决自己情绪的方法。她将心中的痛苦、愤怒、悲伤、孤独，以及不满的情绪进行了释放。

（二）第二阶段（6～12 次），转化，诉说自己生命故事

第 6 次治疗，梅梅心情比较沉重，显得很悲伤，她进入沙盘室立即从沙架上取下了代表家庭成员的 5 个人物模型（包括妈妈、爸爸、爷爷、奶奶，以及梅梅），把它们放进了沙盘里。当她安置好人物后，并为奶奶加了块墓碑，并小心翼翼地用沙子把奶奶掩埋在墓碑的旁边。然后有一个代表梅梅的人物是倒下的。其他的代表人物都站在墓碑前。在沙盘的下方有一条公路发生了一场车祸，有倒下的树木、房屋，以及四处逃跑的动物。这次治疗从沙盘投射出了梅梅内心最大的伤痛，预示着梅梅的痛苦情绪反应正在越来越接近于表层。同时表达了奶奶的去世使她的心理产生了巨大的创伤。通过沙盘治疗过程，梅梅的各种情感变化更为清晰，从而心理的创伤更容易得到愈合。这个时期梅梅的睡眠已经有所改善，但还睡得不够好。

第7～12次治疗，梅梅又进行了各种情绪体验。治疗师与她进行了非常好的互动，并真诚地表达了对她的理解，对她独自思念父母的情感，以及独自面对奶奶离去的痛苦和悲伤的理解。梅梅正在学会在一种非常安全和信任的关系中与治疗师主动进行交流，表达自己的情感，她告诉治疗师，她心中的愤怒、悲伤给她带来许多麻烦，所以她就压抑了他们。她认为睡眠问题，与奶奶去世和父母的情感缺失有关。

（三）第三阶段（13～16次），修复受伤心灵，自我整合。

第13次治疗，梅梅面带微笑进入沙盘室对治疗师说："我来了。"然后很认真挑选了房子，放在沙盘上方说："这是爷爷、爸爸和妈妈的房屋。"接着挑选了厨具和一些水果在下方，妈妈在给她们做饭。沙盘左下角有一条江，江里有贝壳、水草和游动的鱼儿，还有船在向前行驶，江的右方有一座桥，桥上有许多来来往往的行人。在沙盘的正上方还有一轮太阳，梅梅说："这是早晨升的太阳。"此次作品完成后，梅梅看着治疗师笑着说："我现在很开心，感觉自己的内心越来越强大。现在已经回学校上学了。"梅梅还说："通过沙盘治疗睡眠的问题已经好了，再也没有发生晕倒了，感觉自己的进步非常大。"良好的情感把她从错误的潜意识中释放出来，使她正在向一个健康积极的方向发展（图5-7）。

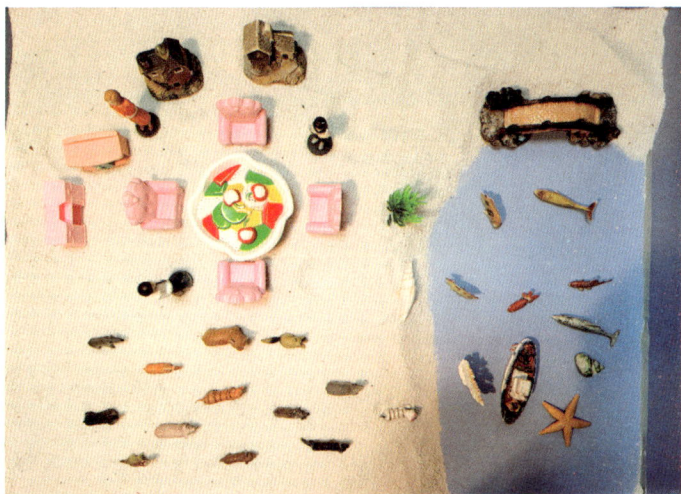

▲ 图 5-7　积极健康的心理

【案例分析】

　　本案例留守儿童梅梅由于父母长期外出打工，只能与年老的爷爷奶奶长期生活在一起。梅梅由于长期生活在没有父母和缺少母爱的环境中，造成她的精神障碍和睡眠障碍。本案例是通过沙盘游戏治疗，帮助孩子顺利度过悲伤的过程。梅梅在早期的治疗中产生了阻抗，治疗师必须对这种现象持高度的敏感，尊重这一阻抗。治疗师采取包容、接纳、陪伴、共情等方法，从每一次治疗的接触，逐渐建立起一定的互动关系。不管儿童怎样表现自己，治疗师都尊重她的需要，梅梅逐渐感到了安全，当良好治疗关系建立起来后，她才慢慢地暴露出内心深处的感受。如果治疗师急于迫使儿童去做他们抵触的任何事情，儿童还不具备足够的自我支持，对治疗效果是有害无益的。

在治疗过程中遵循事情的优先顺序。获得好的结果，儿童能够对所遇到的丧失问题作出一些暴露，这样治疗就可能获得成功。

儿童往往因为年龄、经验的关系，并不知道该怎样表达悲伤的体验，而且经常因自己的不同情感而感到困惑。在治疗过程中，沙盘投射技术的使用，为儿童提供了一个安全的保障，使得治疗师帮助孩子获得适应性的情感体验。正是通过这种意识，孩子才能够逐渐度过悲伤反应阶段。而具有特殊职责的治疗师，有责任帮助孩子较为轻松地度过生活中的困难阶段，获得心理健康成长。

（余文玉　刘　川）

案例5　他为什么不快乐：强迫症儿童的沙盘游戏心理治疗

导语

儿童强迫症是较常见的儿童心理疾病，发病率为 2.5%。儿童强迫症有 10% 可能起病于

10—15岁。儿童强迫症形成的原因有遗传因素和生理学因素，因在大脑中神经环路通道改变，而引起强迫症发生；还有家庭环境因素，如家长要求孩子过于苛刻或者要求过高，影响孩子良好性格形成。精神分析学家认为强迫症症状源于性心理发展固着在肛门期，这时期是儿童进行大小便训练时期，家长要求儿童顺从，儿童坚持不受约束的矛盾在儿童内心引起冲突，导致儿童产生敌意情绪，使性心理发展固着或部分固着在这一阶段，强迫症状就是此期内心冲突的外在表现；还有教育者性格特征，要求孩子十全十美、循规蹈矩、追求完美，导致孩子遇事谨小慎微，长大后逐渐产生强迫症状，导致儿童强迫症发生。儿童强迫症会导致焦虑、抑郁情绪，产生消极自伤、自杀观念，甚至导致精神残疾。因此，一定要关注孩子是否存在强迫症方面的问题，及早发现及时治疗以避免造成严重不良影响。本案例通过沙盘心理干预，改善患儿强迫症状、促进患儿康复。通过给予患儿行为矫治限制每日强迫行为，转移注意力。通过联合家长共同干预，给予患儿心理干预缓解病情、改善不良情绪，进而促进康复。

【案例介绍】

治疗对象：洋洋（化名），男，11 岁。

问题主诉：简单问题总是反复思考，犹豫不决，自知有些过分，但又欲罢不能，因而十分痛苦。

案例背景：一家五口人，家中还有一个 3 岁的弟弟，母亲告诉医生，洋洋是提前一个月早产出生的，从小身体瘦弱，3 岁时走起路来还是东摇西晃，战战兢兢，并且是外婆一手带大的。外婆为了不让他被其他孩子欺负，一直都给予较多的关照和爱护。因此，他的成长经历大部分是依伴外婆，常常不与其他孩子来往，独自一人闭门家中。洋洋个头虽小，人却精明，从小行为规矩，成绩优良，小心谨慎。在洋洋 10 岁时，外婆的突然逝世，对洋洋打击非常大。洋洋性格比较内向，特别容易多愁善感，近半年最令他苦恼的是，天冷、阴天、雨天时，就有一种惆怅、哀怨、莫名其妙的自怜心绪席卷而来。逢到暖风轻送，阳光和煦的日子，他会与同学一起有说有笑，也喜欢画画和独自一人看书。洋洋母亲说："他很希望能够每天都过得灿烂一些。"

洋洋母亲还告诉医生说，洋洋喜欢"胡思乱想"，如"会莫名其妙地担心，爸爸、妈妈、弟弟的身体，担心家里会突然打来电话报告什么坏消息"，还有"上课回答问题，一旦老师让他回答问题，即使心中已有答案，站起来的瞬间脑袋里早已不见了'答案'的蛛丝马迹，所以往往是即兴式的发挥，这特别令他困惑"。

还有最糟糕的强迫性穷思竭虑，钻牛角尖，总是习惯性地在一件毫无意义的事情上冥思苦想。例如，如果想着上午两节课间去卫生间的话，那么哪怕事实上不一定非去不可，但就是控制不了，一定非去不可的。夜里，总会担心如果不起夜，爸爸妈妈就会来叫醒自己，而影响他们休息。那么就肯定会起夜，哪怕临睡前没喝一口水。否则心理就会有一种焦虑烦躁的情绪。洋洋喜欢画画，每次都一定要尽善尽美，哪怕别人认为早已合格，他却执着地一改再改，不会放过任何一个细节的完美。洋洋近半年来有一种莫名的紧张和焦虑情绪弥漫在他的身体上。

初步诊断： 根据洋洋的成长和发展。经心理测评及相关检查诊断儿童强迫症。

治疗措施： 根据洋洋的症状，给予药物及沙盘游戏心理治疗。通过沙盘游戏深入心灵深处，在游戏中呈现、发现并解决心理问题，将使心理问题和解决过程更直接、更快捷、更有效。

对不善表达情感的儿童，或者不愿意表达自己情绪的成人，"沙盘游戏"是一种很好的治疗方法。通过沙盘游戏治疗重建孩子的意识或无意识认知，激活自身具有的健康与治愈因素，从而获得人格的健康发展。

治疗师将洋洋的沙盘游戏疗法分为 3 个阶段（共 32

次），第一阶段混乱阶段；第二阶段对抗阻抗阶段；第三
阶段成长解决困难阶段。

【治疗过程】

（一）第一阶段（1～10次）混乱阶段

第一次沙盘游戏治疗：洋洋犹豫着推开沙盘游戏室
的大门，四下张望了一下才进去。洋洋黑眼圈，黑黑的
皮肤，头发干净却凌乱，个头瘦小，弓着腰坐在治疗师
的面前说："我最近不知怎么了，在学校心里很不安，老
怕家里出事，担心爸爸妈妈的身体。"洋洋显得很紧张、
焦虑，不停用手掌搓着大腿，眼神飘忽着。

洋洋有很强的紧张和焦虑情绪，坐立不安。治疗师
面带微笑非常和蔼地接待洋洋，引导他到沙架前观看上
面摆满的各种小玩具。有各种人物、动物、植物、武器、
运输工具，以及房屋的模型。洋洋见到这么多的玩具，
注意力一下被吸引过来，紧张焦虑也有所放松。经治疗
师耐心指导沙盘的操作方法，告诉请他自由发挥，想怎
样摆都可以。

洋洋第一次的沙盘是一边拿沙具一边玩，基本上用
了一整节课的时间，沙盘的主题比较模糊、空洞，表达
也比较混乱（图5-8）。洋洋在沙盘中基本上用到几个固
定的沙具，有代表性人物如洋洋、外婆，每次沙盘游戏
都会用到，有时候这几个沙具会成为主要元素，偶尔会

增加个别沙具。

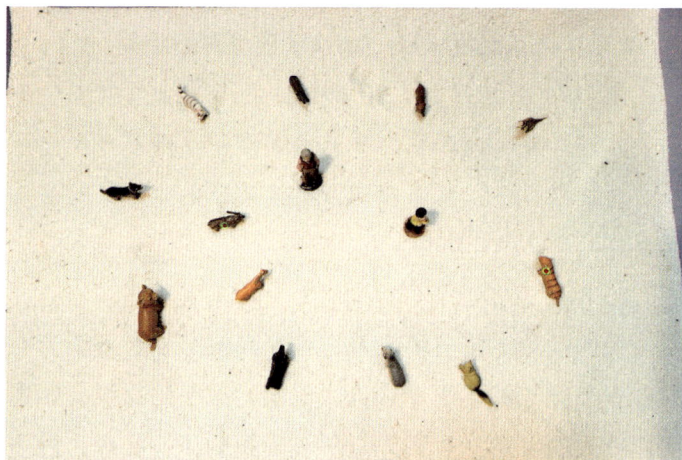

▲ 图 5–8　主题表达模糊和空洞

　　接下来的几次治疗中，洋洋逐渐增加建筑物，以及动物之间的大战、海啸。

　　治疗师分析：洋洋是在外婆的溺爱保护下成长的。原生家庭造成他性格内向、敏感、矛盾、无安全感，沙盘中作品出现混乱的主题——多次"灾难性"的意象，如动物大战和海啸，表明他内心的恐惧和焦虑，这可能与外婆突然离去有关。治疗师认为，外婆去世给洋洋带来了极大的悲痛体验，这种体验通过上述意象表达出来。

　　洋洋对外婆离去的事件不能接受，作品出现许多与死亡有关的信息，如坟墓、埋葬动物等场景的表达，是洋洋通过沙盘来对外婆逝世内心情绪宣泄和认知的表达。

（二）第二阶段（11～22次）展现对峙斗争

在第11次治疗时，在家中，在父母身边出现一个小婴儿的形象，这表明洋洋的退缩现象。接下来洋洋重复性地在沙盘中呈现了多次以动物构成的"家"的主要元素。

在第15次沙盘，洋洋描述了一个有趣的情境，有一群可爱的动物，猪、牛、羊、鸡等都在仰望着万里天空看着正在翱翔的雄鹰。这可以看出，这些动物没有雄鹰飞翔蓝天的自由，表明洋洋从小受到的压抑心理，外婆的过度保护、父母的严格管教让他失去了很多的自由，这是原生家庭带给他的创伤。

第18次沙盘呈现的是激烈的动物对峙大战。在沙盘的右边见到一群凶猛的恐龙、狮子、老虎和毒蛇等动物正在追赶进攻右边的一些弱小的动物。这时洋洋还会自言自语说："全都会死的。"这表达了洋洋内心的痛苦和哀伤。所以在洋洋生活中总是出现强迫思维，总是在担心害怕爸爸妈妈会生病。

治疗师分析：在沙盘游戏治疗过程中，洋洋对父母的爱，以及渴望自由的需求在作品中多次表达。多次表述原生家庭给他带来的孤独和痛苦体验。通过沙盘游戏治疗，他将内心的冲突、矛盾、创伤完全展现出来进行宣泄。这为解决洋洋的强迫症神经性疾病提供了治愈的可能性。

（三）第三阶段（23～32 次）转变成长

洋洋进行第 23～24 次沙盘治疗后，治疗师与洋洋进行了深入的交流，洋洋感觉最近好多了，上学在学校感觉很放松，心情很愉悦，焦虑强迫的症状有所减少。

第 25 次沙盘，洋洋在沙盘中间建造了一个岛屿，在岛屿四周用各种桥与大陆相连，岛屿正中间有一个家园，院里出现了爸爸、妈妈和洋洋。院外有绿树和动物。整个沙盘场面整洁有序。作品没有对峙，各个和平相处。绿树本代表了能量的来源。洋洋告诉治疗师，他现在有了很大的进步，正在积极努力改变自己，要对自己的过去，做个告别。

在第 32 次沙盘中，洋洋的沙盘呈现出，沙盘上方是一排房子，在左上角有桌椅并且桌上的盘子、米饭、在房子前面有家具。洋洋在沙盘下方，用手推开沙，修了一条公路并有行驶的汽车，公路交通畅通，在公路的一侧有房子，另一侧有许多大树，右上角有太阳。最后洋洋还在沙盘中央摆了一尊观音菩萨。洋洋说"他能保佑人们平安"。洋洋的作品结构布局合理，交通畅通、绿树、太阳、观音等象征着能量的来源，充满生机，象征着新的旅程开始（图 5-9），洋洋经过 8 个月药物和沙盘干预后，强迫症得到了治愈。

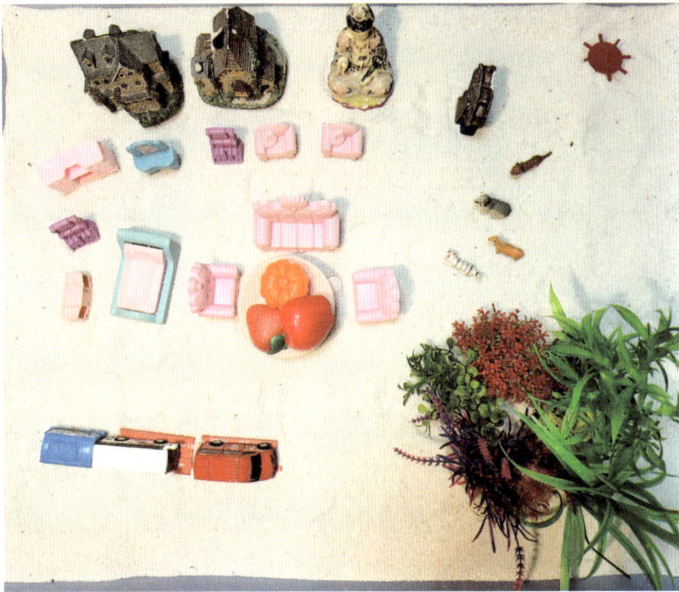

▲ 图 5-9　新的旅程

　　治疗师分析：在第三个阶段洋洋在努力积极地转变中成长，他内心的阳光逐渐出现，虽然依旧有时有威胁，但已不打扰他正常生活。在整个沙盘治疗过程中，洋洋沙盘中总是出现自己的亲人、观音和太阳，其原型是洋洋已觉醒的自我，这是积极的原型体现。桥梁在洋洋的沙盘中出现较多，桥梁代表连接、沟通，代表人与人之间的关系，因此桥总是象征着沟通作用或连接作用的人或物。这些都是他治愈好转的前提条件。他依然愿意与外界交流、沟通，促进他向越来越好的方向转变。

【案例分析】

在治疗儿童强迫症的过程中，有一个非常重要的部分，就是如何克服当事人对于改变的阻抗。而沙盘游戏治疗正好可以大显身手，给予孩子空间来挖掘他的阻抗，帮助儿童理解干预模式，学会应对焦虑的技巧。而且，游戏前的准备使儿童能够主动有效地处理实际干预带来的压力。

通过游戏，儿童可以表达他们对于自己与世界的冲突的看法。训练有素的治疗师，可以识别游戏中的主题、感受和冲突。通过这个过程，儿童可以感受到他们并不是那么孤独。沙盘游戏治疗师可以为有忧愁的儿童提供支持，能够提供如何更有效地处理特殊情景，可以给予转移、解释和移情处理。在洋洋的个案中，治疗师无条件接纳，不评判、不指责，静默陪伴。这种包容态度可以减少对儿童自尊的伤害。这样更能够促进儿童的防御心理，逐渐达到相互信任，从而更好地促使儿童问题的自我暴露。通过沙盘游戏的方式，治疗师可以帮助儿童理解一个人的感情或者行为，应如何与另一种不想要的情绪和冲动做斗争，从而增加容忍度。另外还有需要移情与逆向移情，这样儿童对治疗师的反应可能就是对治疗师希望的表示。

本案例儿童强迫症采用沙盘游戏心理治疗，它主要起到媒介的作用，应用在儿童身上起到得天独厚的优势，不仅可以成为进入儿童内心世界的突破口，还是成功分析和探索问题的症结所在，从而进一步解决问题的良好工具。

在我们现实生活中，在面对儿童当事人时，容易出现不易入手的情况，他们可能由于生活经验、语言表达能力的关系，在陌生地点而产生逆反情绪，而很难与治疗师进行交流和沟通，此时可用沙盘游戏中一些简单的沙具进行沟通，可能就有意想不到的收获。我们可以发现，这个案例所用到的场地和沙具都很简单。如场地，普通的心理治疗室和游戏室都可以达到满足的条件。从儿童与沙盘游戏玩具的"沟通"中，咨询师就容易发现突破口，都可以作为一个良好的辅助或治疗实施的媒介加以使用。

沙盘游戏不但呈现儿童的问题本质所在，而且也为治疗师提供治愈的希望、方向和线索。儿童在沙盘中通过沙具代表不同的象征意义把自己的内心世界外化，在沙盘游戏的创作过程中意识化，将不良情绪、创伤经历、强迫行为在沙盘作品中有所投射。治疗师根据沙盘作品问题的呈现，分析、研究和探索行之有效的治疗方案，帮助孩子应对学习生活中的各种矛盾和冲突，帮助消除导致强迫行为的不合理认知，鼓励儿童采用沙盘游戏释放不良情绪，修复创伤，改善强迫症状，并迁移至日常生活中。通过沙盘游戏治疗，洋洋学会了识别、控制强

迫行为的发生，情绪得到改善，学习成绩比较稳定。强
迫行为偶尔发生，但自己能有效加以控制。

（余文玉 刘 川）

案例6 芳芳的昏暗世界：精神分裂症儿童的沙盘游戏心理治疗

导语

儿童精神分裂症发病于儿童期（6—15
岁），是一种严重性精神疾病。儿童精神分裂
症患病越早，程度就越严重，如果不及时防
治会发展成为顽固性精神分裂症。病因包括：
①心理社会因素。儿童受到强烈精神创伤等负
性生活事件诱发精神分裂症较为常见。②器质
性因素。常见神经系统发育成熟延迟和脑电图
异常亦较多见；头颅计算机体层成像（computed
tomography，CT）或磁共振成像（magnetic resonance
imaging，MRI）等研究结果提示额叶基底节
颞叶损害与精神分裂症密切相关。③遗传因
素。患儿家族中有精神病遗传史的发生率较高
（16%～64%）。心理专家提醒，假如孩子突然
间出现个性改变，怪异举动。例如，自言自语、

自笑，或者睡眠不好、懒散、不愿起床、发呆、情绪不稳、冲动、无故发脾气、烦躁易怒、胡思乱想、说话离谱等问题。家长一定要引起的高度重视，及早带孩子到专科医院诊断、治疗才是万全之策。儿童精神分裂症的治疗主要采取药物治疗、行为治疗、心理治疗及各方面疏导，以消除或减轻病儿的种种障碍。

【案例介绍】

治疗对象：芳芳（化名），8 岁，女孩，瘦小、孤僻、冷漠、忧郁、木讷。

家庭状况：芳芳出生时体重不足，但仍是一个健康聪明、功能健全的孩子，她在出生前受到了很好的照顾，父母为她的到来感到高兴。在出生后的 24 个月里，无论是生理上还是心理上的需求，芳芳都得到了很好地满足。但之后，意外不断，母亲在她出生后 24 个月的时候，因刚出生的弟弟夭折，而患上了产后抑郁症，父亲因脾气暴躁而经常动手打骂母亲。近一年因妹妹的出生，身体不好，经常生病，导致生活经济窘迫。父亲开始撒手不管，经常不回家，终于在芳芳 6 岁时，父母离婚了。芳芳和妹妹与母亲住在一起，由于妹妹身体不好，母亲对妹妹的照顾特别仔细，而对芳芳的关心越来越少。由于母亲患抑郁症之后也是一个情感障碍者，经常在伤心沮丧时就冲芳芳打骂扇巴掌。芳芳心里很难过，认为妈妈不喜欢她了，慢慢地芳芳不喜欢与人交流，独自封闭不愿出门，渐渐迷上看电视来满足内心的需要。近 3 个月常见芳芳的情绪很糟糕，易冲动发脾气，破坏东西，与妹妹相处不好，有很多冲动情绪和行为都是在电视上学来的，经常见母亲不在身旁便打妹妹来发泄情绪。人际互动严重受损没有朋友、注意力持续时间短、行为比较混乱，总是在与一些想象中的朋友说话，还常常自言自语、语无伦次。

初步诊断：综合评估结果，芳芳患有儿童期精神分裂症，临床表现为突发强烈焦虑感，行为与思维解体，进而退行至婴儿世界，忘记周围的世界，言语也有其特点，表现为联系松散、缺乏内在逻辑性，这些表明她可能有时会产生幻觉。

治疗措施：采用药物治疗和心理治疗相结合的方法。积极治疗与儿童精神分裂症的预后有重要关系。心理治疗以荣格心理分析心理学原理为基础，采取沙盘游戏进行心理治疗，把无形的心理世界以象征性的方式呈现出来，达到深层无意识的表达，帮助达到意识和无意识的沟通与整合，从而达到治疗与治愈。

【治疗过程】

沙盘治疗分 4 个阶段（40 次）。第一阶段（1～10 次），创建包容心理环境，建立信任共情的治疗关系；第二阶段（11～18次），引导无意识与意识的交流；第三阶段（19～32次），治疗阶段，冲突、矛盾、斗争、宣泄情绪；第四阶段（33～40次），协调整合，回到现实世界。

（一）第一阶段（1～10次）创建包容心理环境

第一次芳芳在母亲陪伴下进入治疗室，进行了一次沟通。治疗师发现芳芳萎靡不振、目光呆滞、缺乏兴趣。芳芳一开始被治疗师的热情"吓"着了，但她参加游戏是没困难的。治疗师通过采用转移放松的方法，芳芳稍"平静"了。慢慢地治疗师发现她说话文不对题，易于愤怒，联想松散，存在明显的冲突，有许多从电视情境获取的暴力幻想。治疗师观察到芳芳不能长时间地待在座位上，而是不断用手在做鬼脸，她在沙架上拿下一个恐龙玩具，然后又拿了一条蛇使劲放进恐龙口中，一直进行这个动作，并且还听到她在说"吃进去了、吃进去了"。芳芳的行为表现得非常焦虑、敌对和残忍，同时芳芳还存在退行性行为、人际交往、自我概念不佳的问题。第一次面接结束后。接下来芳芳沙盘作品杂乱无章、令人迷惑，明显存在诸多情绪问题（图5-10）。在第一阶段大部分时向内，芳芳的行为古怪而混乱，有时情绪还会很失控，治疗师为减轻她的行为混乱程度，为阻止她在婴儿游戏中不能自拔，会抚摸她、拥抱她，并用轻柔抚慰的语气来提示她，如"平静下来"和"控制一下自己"，慢慢地芳芳对治疗师比较信任，内化到了她的技能中，不仅在治疗中，而且在日常生活中也是如此。沙盘游戏使芳芳的情绪得到了缓解，当她在游戏中行为混乱时，治疗师包容、陪伴、引导和鼓励芳芳采用更多的言语来表达自己的情感，从而减少了她以前采用的以冲动的行为来表达情感的方式。

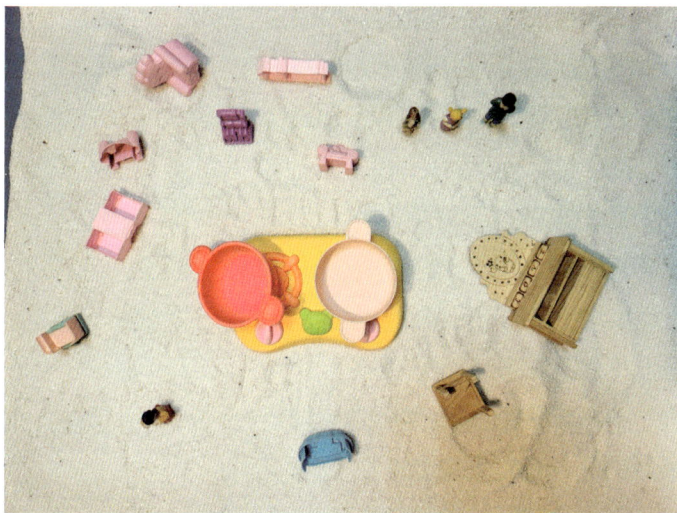

▲ 图 5-10　混乱的主题

（二）第二阶段（11～18 次）引导无意识与意识的交流

第 12 次沙盘，芳芳的焦虑非常的强烈，沙盘中的人物从左至右分别是 2 个小女孩、妈妈和一个"高大"的爸爸。芳芳说："她们要杀人。"然后她把家具马桶翻倒，把沙发和桌子倒转竖立起来，然后把小鸡放进锅里。

分析芳芳的沙画作品，表明这个孩子充满暴力和奇怪的幻想，退缩低劣水平，行为混乱，对自己家庭心存许多不满。紧接着的几次沙盘主要呈现主题，如与妹妹之间的争斗、家庭和抛弃。芳芳在与妹妹争斗，这跟她的同龄人相比是不相称和扭曲的。当沙盘上摆有一个女婴时，她会突然停下来，拿起一个恐龙大声呼喊："把她的头咬下来！"而后她又会有另外一种表现：一个小女孩端正地守护在女婴旁边。

分析芳芳的行为，表现存在明显的"飘荡混乱的感觉"，这也符合精神分裂症儿童沙盘的典型特征。

在随后的治疗中，治疗师引导芳芳渐渐把混乱和现实区分开来。在沙盘中摆了人物或动物打架，她会说："她打了那个人，该死！然后她的母亲打她的脸；但是她没有办法，她有病。"在其他的沙盘作品中，芳芳能够描述父亲离开家庭造成的分离，并开始能发现新的防御手段，而慢慢减少求助精神病的防御机制。

（三）第三阶段（19～32次）宣泄情绪

重点发泄对父亲离去、忽视、抛弃她的复杂情绪，在沙盘中呈现一个婴儿，被放在高高的椅子上，而父亲却在另外一个房间睡大觉。另外一个焦点是对母亲强烈而矛盾的情感，在多次沙盘治疗中，反复呈现受伤主题：

母亲对她的愤怒和惩罚，原始性的"爱—恨"关系。沙盘中呈现出在一片丛林中有许许多多的树，一只小兔子藏在大树底下才感到安全，害怕被大动物吃掉。作品表述了芳芳内心的恐惧和无安全感。

还有较典型的沙画。一次芳芳将沙盘沙一分为二，中间露出蓝色的底，代表河流。左侧房子，右侧飞机、坦克、士兵，而沙盘下方是绿草、树林，以及许多的动物在进攻开战。芳芳告诉治疗师这幅沙画的主题是"战争"，这个部队要轰炸这个城市，飞机正准备起飞。作品表述了芳芳内心巨大的冲突。

这一阶段芳芳常常表现出分裂、投射、迫害和妄想。通过沙盘治疗，释放不良情绪，她想在治疗中去驾驭冲突和矛盾。

（四）第四阶段（33～40次）整合治愈

沙盘治疗最后几周，芳芳积极接受治疗，自尊和意象获得了改善。芳芳通过连续几次治疗，完成了大量作品。例如，在沙画中出现运动迹象，一群小朋友在运动，一个少年划着一只独木舟顺江而下。有的沙盘中呈现出许多能量场景，如树木绿草生机勃勃，汽车在启动，轮船在航行，飞机在起飞等。

在沙盘中还呈现出一家三口——芳芳与爸爸妈妈在一起的情境，鱼儿在河里愉快自由地游动、草坪上蝴蝶在翩翩起舞，花儿在绽放，蜜蜂在采蜜，一派生机勃勃的景象（图 5-11）。表明芳芳非常渴望得到亲情，内心的认同感也得到了协调。芳芳的内在得到了发展和成长。

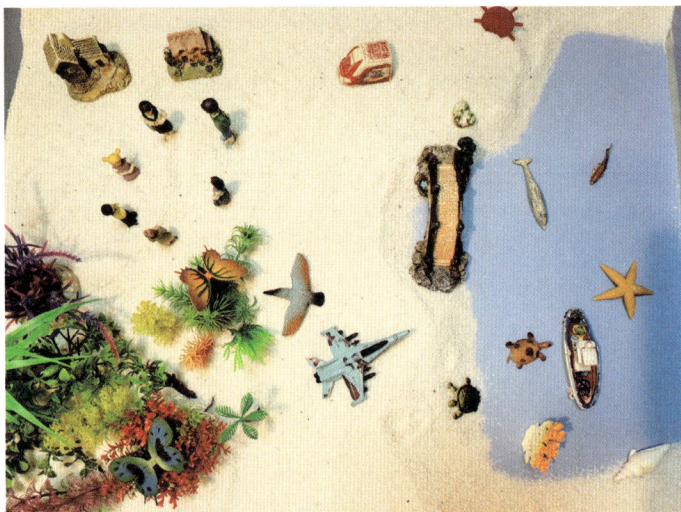

▲ 图 5-11　一派生机勃勃

【案例分析】

儿童精神分裂症的患病率相对于其他年龄段人群并不太高，但其发病原因较为多样化，常由多源性因素诱发。常见致病因素有遗传因素、母孕期损害、生产过程中损害、器质性因素、脑外伤、负性生活事件、性格因素等。在临床特征上，儿童精神分裂症患者和成人患者大同小异。一般来讲，可表现在感知觉异常、思维障碍、情感偏差、意志消退、行为异常等方面。

对于儿童精神分裂症的治疗，首先应该求助于药物。在病情达到控制和稳定后，再施以心理干预。一般来说，较好的疗效需要医生、心理治疗师和家庭成员共同努力。

在心理干预和治疗中，儿童又是一个特殊群体，他们自身的力量往往难以应对严峻的挑战，这时需要咨询师和治疗师施以推动力，帮助儿童激发其内在的成长力量。首先，和儿童建立咨询关系是一门学问，进入儿童的心理世界并不是一件容易的事。其次，即便是和儿童建立了很好的关系，取得了他们高度的信任，要达到真正帮助他们的目的也不容易。最后，儿童成长发育的程度不足以使他们能清晰、准确、明白地说明他们正在经历的痛苦，因此通过简单的谈话方式并不能达到心理疏导的作用。在对儿童的咨询和治疗中常会运用沙盘游戏疗法，不管运用的目的是便于和儿童交流还是在游戏中加入干预的成分。沙盘游戏是儿童的重要语言，从中我们可以看到儿童认识世界、表达认知、处理问题的方式等。游戏在儿童和治疗师的心灵之间搭了一座桥，关系因此而变得融洽起来，交流因此而变得顺畅起来。

本案例最大的特色就是应用沙盘游戏疗法。心理治疗师和孩子尽快建立良好的治疗关系，通过沙盘都可以有效展现出儿童心理的冲突和无法得到有效释放的不良情绪，将无意识的东西以较为直观的、无意识化的形式更快速的反映出儿童的内心世界，然后治疗师施以干预的手段等，这为进一步的心理治疗打下了良好的基础。

然后，通过沙盘游戏呈现出精神分裂症患儿的内心世界充满着各种冲突，乱而无序。通过沙盘游戏治疗，能促进儿童自我意识和自尊构建，促使自我边界更加明确，提升患儿表达内心情感和需求的能力，帮助患儿应对压力的适应机制的发展，在较短时间内获得较为良好的效果，最终结果则显示出了疗效的持久性和稳定性。

此外，"堵""疏"是本案的一个重要特点。治疗师通过"结构化"抑制了芳芳以各种行为来表达其对养育需要的不满足情结，同时通过沙盘游戏治疗方式来诱导交流，指导芳芳采用言语来表达自己的情绪。抑制动作形式的情感表达，增加言语表达情感的方式，患儿的不良情绪和冲动的行为逐渐得到改善。

儿童的问题解决起来是复杂的。如一张白纸一样，儿童处在被塑造的过程中，会受到家庭、学校、社区和社会的深刻影响，他们对外界是敏感的，也是易变的。在对儿童沙盘心理治疗中，有时需要心理学的各种理论技术，如认知行为疗法、精神分析疗法、家庭支持疗法等，方能收到理想的效果。

（余文玉　刘　川）

案例 7　创伤的背后：PTSD 儿童的沙盘游戏心理治疗

导语

儿童创伤后应激障碍（PTSD）是儿童经历、目睹或遭遇到一个或多个涉及自身或家人的实际死亡，或者受到死亡的威胁，或者严重的受伤，或者躯体完整性受到威胁后，所导致的儿童延迟出现和持续存在的精神障碍。

PTSD 的患儿可能会在心理、身体、情绪、认知、行为、精神等多方面出现不同程度的症状，同时还会出现比较典型的闪回症状。痛苦的想法、感受、噩梦，以及闪回等形式困扰着患儿，使患儿处于惊恐和痛苦之中，对精神状态造成严重的伤害，甚至会患上精神障碍、心理障碍，出现健康问题。因此创伤事件出现后需要及时进行专业心理危机干预。

本案例患儿松松，经历了严重的车祸，母亲在血泊中当场去世。车祸给松松心灵带来巨大的创伤。松松患上 PTSD，心理治疗师通过沙盘游戏进行心理干预，帮助患儿度过最艰难的时期，宣泄不良情绪，建立安全感，修复创伤，最后达到自我整合和人格的发展。

【案例介绍】

治疗对象：松松（化名），男，7岁。

案例背景：7岁的小男孩松松与家人经历了一场严重的车祸，他的母亲当场躺在血泊中去世，他和父亲因此而受伤。

他的父亲告诉治疗师，车祸后，给松松心灵带来巨大的创伤。松松一向活泼爱笑，很讨人喜欢，是家里的开心果。最近三个月，松松经常晚上做噩梦、哭喊、惊醒、食欲下降，在学校不遵守纪律，对学校铃声相当敏感，易激惹，脾气暴躁，有攻击及破坏行为，存在高度的无安全感。通过父亲的介绍，松松呈现出创伤后应激障碍（PTSD）的症状。

诊断：根据松松的表现与《精神疾病诊断》（PSM-Ⅳ-TR，美国精神病协会，2000）中对于PTSD的诊断标准相吻合。

治疗措施：治疗师考虑到孩子表达能力有限，采用了沙盘游戏心理治疗。安排三个阶段（共16次），第一阶段，建立信任感；第二阶段，释放内心的恐惧；第三阶段，修复创伤。

【治疗过程】

（一）第一阶段（1～3次）建立信任感

第1次沙盘治疗，松松在治疗师陪同下来到沙盘游戏室。松松表现出不太愿意到沙盘游戏室，说这个地方不好玩。

治疗师非常和蔼地告诉松松："我们一起来玩吧！一会儿就可以回家。"松松慢慢走进游戏室，看着各类玩具说："好吧。"

治疗师告诉松松："这么多玩具你喜欢怎么玩就怎么玩。"松松表情很紧张，不看治疗师，约5分钟后，松松慢慢地被这些玩具吸引了，并坐了下来。

松松坐在沙盘旁，触摸着玩具，问"这是什么？"治疗师耐心地告诉松松玩具的名称，松松为了减少自己的焦虑，仍然简单重复地问治疗师，并且观察治疗师的反应。一次，他拿起一个塑料木棒击打一个架子，"砰"的一声，松松被吓住了，然后惊恐地看着治疗师。

治疗师说："吓到你了吗？"（治疗师的关心、接纳、为松松创立了一个安全受保护的空间）这样慢慢地治疗师的言行获得了松松的信任感。

第2次沙盘治疗，治疗师仍然继续与松松建立相互信任的治疗关系。

第3次沙盘治疗，松松进到沙盘室玩了一会儿，在沙架上取下了汽车、不规则的各种碎石，还有一些人物、玩具，分别放在沙盘各个方向（图5–12），表情变得非常紧张、恐惧，手微微发抖。治疗师看着他说："知道你很难受，想说就说出来吧！"松松说："车被撞倒了，红色的石头和玻璃掉在地上的碎片。"治疗师与松松互动："你看到车祸了，你看到人被撞死了，她流了好多血，你好害怕。"松松回答："我真的好害怕。"治疗师说："你当然会害怕啦，这么血淋淋的一幕，如果是我遇上，也会很害怕。"说到这里，松松的眼泪叭叭地掉下来，身体一直在抖动。治疗师把松松抱住，拿纸巾给他擦眼泪，在治疗师的共情安抚下，松松的情绪慢慢平稳下来了，然后引导他做深呼吸把负面情绪排解出来，松松感觉心里舒服多了。

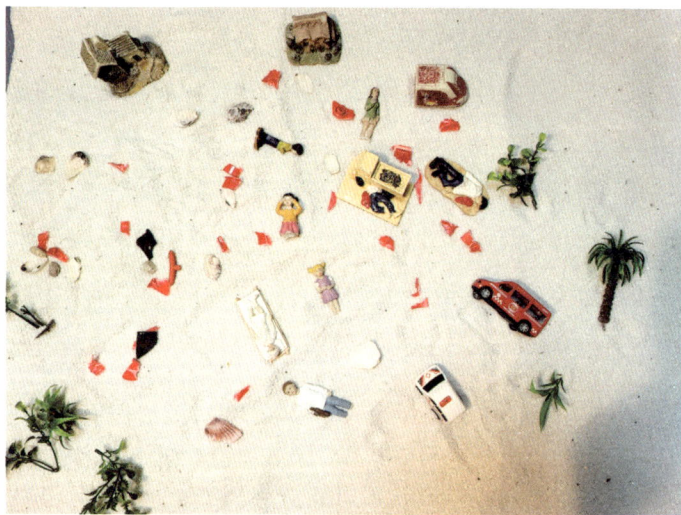

▲ 图5-12　车祸

（二）第二阶段（4～10次）释放内心恐惧

第4次沙盘治疗，为了帮助松松与同龄人关系的发展，治疗师安排了比松松小 4 个月的玲玲一起玩（玲玲由于安全感缺失而来做沙盘游戏）。松松和玲玲在沙盘中玩小鸡小鸭捉迷藏的游戏，松松做小鸡，玲玲做小鸭，他们玩得非常开心。突然松松的小鸡见河里的小鱼就去抓，结果掉到河里了，松松拼命大叫："救命呀！（看着玲玲的小鸭）我掉进水了！我是你的好朋友！快救我呀！"（松松在暗喻地表达车祸中发生的事情）玲玲注意到松松的需要，朝松松移动她的鸭子并喊道："我来了！"

第 5 次沙盘治疗，主题是呈现猫有好多方法，能解决很多问题。治疗师发现松松潜意识中积极的解决力量，引导强化他学做猫，猫能帮助我们解决好多问题。渐渐地松松能够与其他人交流了。

第 6 次沙盘治疗，呈现的主题是动物森林运动会（图 5-13）。绿色草坪上有各种动物，熊、猫、小狗、小白兔、小猴子等在开运动会。治疗师说："这个漂亮的绿色草坪，他们在上面运动一定觉得很舒适，这些动物好有活力。"松松非常赞同治疗师的观点，并回应了治疗师。

治疗师认为绿色的草坪代表着旺盛的生命力，与车祸中丧失生命是相反的，用美好和平修复创伤。

第 9 次沙盘治疗，松松在沙盘中反复呈现每天上学都需要经过的那条出车祸的公路，导致上学时松松都非常紧张恐惧。治疗师与松松进行深入的交流，帮助引导采用认知行为疗法，宣泄受压抑的情绪，获得情绪的平静。帮助松松心理重构，提升新的认知，如通过引导回忆车祸中医务人员的关爱救助，感知到遇难中的正面意义，感激医务人员的救命之恩，激发起积极勇敢的精神以对待今后的学习生活。

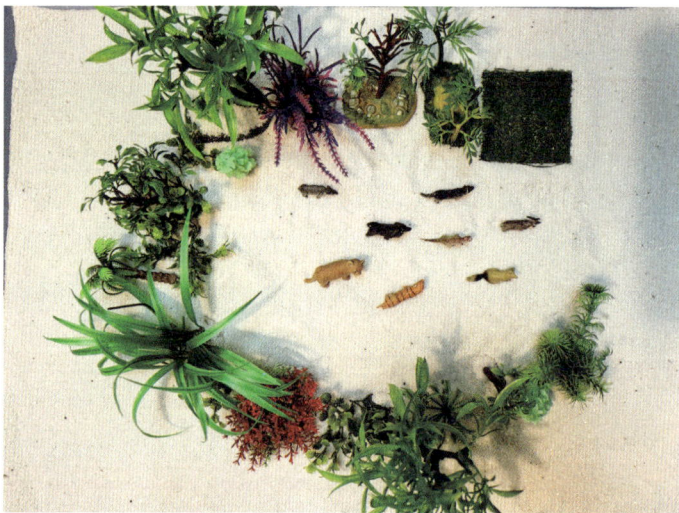

▲ 图5-13 动物森林运动会

（三）第三阶段（11～16次）修复创伤

第11次沙盘治疗，松松焦虑的情绪有所改善。随后的沙盘呈现出松松的生日那天老师同学们送上一个红色的大圆球蛋糕，祝福他的8岁生日。松松告诉治疗师，大圆球蛋糕是太阳，太阳可以把一切都照得很亮。

治疗师认为，松松内心拥有一个良性的模式，遇到困难时，能随时调动内心积极的力量去帮助自己，并用内心的愉快和感恩，让积极力量生生不息，永远陪伴自己。

第 13 次沙盘治疗，松松分享了许多玩具，他还给动物们准备了一顿丰盛的午饭，这时候松松的人际关系能力已在改善。

第 16 次沙盘治疗，松松父亲告诉治疗师，松松晚上睡眠很好，睡得很香。在学校里又出现了松松爽朗的笑声。

【案例分析】

创伤后应激障碍（PTSD）是对威胁性或灾难性应激事件的延迟或延长反应，这类事件能使每个人产生弥漫性的痛苦。一般认为儿童 PTSD 的临床症状与成人类似。在"麻木"感和情绪迟钝的持续背景下，不断地闯入回忆（"闪回"）或梦中反复再现创伤，与他人疏远，对周围环境无反应，快感缺乏，回避易使人联想到创伤的活动和情境。一般而言，有可能使患儿想到原来创伤的线索都是害怕和回避的对象。偶尔可见急性爆发的恐惧、惊恐或攻击。通常存在自主神经过度兴奋状态，表现为过度警觉、惊跳反应增强、失眠、焦虑和抑郁。自杀想法非常罕见。

PTSD 对患儿伤害极大，还可引发肠胃不适等躯体症状。而 PTSD 对于儿童的影响更为深远。由于儿童的语言表达能力发展较为滞后，他们往往难以讲出自己的感受，而这些不良因素如果不能及时宣泄，将会影响儿童未来心理各方面的发展。

除了药物治疗外，常见的心理疗法有认知行为疗法、暴露疗法等。本案例运用儿童沙盘游戏心理疗法来对经历过创伤后的儿童进行治疗，这是本案例的特色。

治疗师采用沙盘游戏心理治疗，重点是为孩子创设一个可以自由安全地表达内心感受的被接纳的环境，激发孩子相信自己能走出困境并有治愈创伤的能力，达到自我整合和人格的发展。

在本案例中，松松在经历过创伤事件后并没有讲出自己的恐惧和担忧，但是他的行为告诉我们他发生了很大的变化，这往往是儿童在应激事件后的特点。在治疗初期，松松小心翼翼、非常谨慎地保护自己。治疗师没有告诉松松应该怎样做，而是真诚地和他交往，让他感受到安全和接纳的气氛，鼓励他自由地表达自己。此外，有许多研究表明，强大的社会支持对于 PTSD 的预防和治疗有积极的作用，为了帮助松松建立更有力的社会关系，增强其同伴交往，治疗师引入了另一个儿童参加游戏。所有这些努力，有利于治疗师和松松建立良好的治疗关系，而且有助于松松打开心门。终于，松松在一次治疗中，开始向治疗师倾诉自己的感受。由于心理防御机制的作用，很多时候，松松只是提一下很快就停止了，或采取回避的态度。这时候对于治疗师的要求就会很高。一方面，治疗师要注意，不要直接接触到患儿伤口；另一方面，当患儿试着表达自己的时候，治疗师要善于抓住机遇，谨慎地维持这种安全的气氛，巧妙地让患儿感受到这种安全感。此外，在治疗中，治疗师一直在敏锐地捕捉患儿的需要与感受。例如，在第一次治疗中，治疗师一句"那一定吓着你了"，直击松松心灵的痛处，并且让松松也了解到治疗师是理解他的。这些治疗部分充分体现了在卡尔夫的沙盘游戏中，治疗师要尽快和儿童建立温馨友善的治疗关系并无条件地接纳，治疗师要持有宽容的态度，让儿童自由地表达自己的感受，治疗师要敏锐辨识儿童的感受，并以恰当的方式让儿童领悟到这种回馈。坚信只要提供适宜的环境，儿童就能从困难中解救出来。

沙盘游戏治疗与心灵有关，是一个自我探索的过程，真正治愈的因素和力量的形成是一个渐进的过程。本案例进行了16次治疗，循序渐进，在治疗创设的温馨、安全、接纳的环境下，松松发生了蜕变，逐渐从创伤中解脱出来。

总之，儿童没有足够的能力去倾诉自己在事件中受到的创伤，但并不代表这种创伤不严重，相反，很多时候儿童对于创伤的反应是强烈的。治疗师需要理解他们内心的感受和需要，敏锐地捕捉细致的情感表现，根据患儿的特点创设安全的环境，让患儿可以自由地表达自己，释放压抑在内心的恐惧和不安。其中应注意的是，交流的方式不仅于语言，更多的时候使用儿童喜欢的交流方式，运用多种适合儿童特点的有趣的方式，会达到事半功倍的效果。

（余文玉　刘　川）

案例8　孩子为什么逃学：单亲家庭问题儿童的沙盘游戏心理治疗

导语

随着社会的发展，单亲家庭日益增多，单亲子女的数量急骤上升。这使得广大的单亲家庭和教育培养机构面临一个新的课题，如何教育单亲子女，使他们健康成长？因此，本案例针对单亲家庭孩子李彬（化名）的心理现状和心理需要，采取"沙盘游戏"进行心理辅导。沙盘游戏给李彬提供了倾吐、发泄的途径，让李彬倾吐自己心中的烦恼，发泄心中积压已久的郁闷情绪。治疗师与他心灵的交往、情感上的相容，为他建立无拘无束、相互交流的良好氛围。通过治疗师用爱的语言打开了李彬心灵的窗户，用爱的行动传递温情，引导李彬要善待自己。是爱心、爱的激励、温暖着他那颗冷漠失望的心，使他消除了自卑，有效舒缓了心理压力，开发了他的心理潜能，重拾自信。通过激励李彬的上进心，使他像其他孩子一样愉快、健康地成长。

【案例介绍】

治疗对象：李彬（化名），男，13 岁，初中一年级。

问题主诉：叛逆、逃学、撒谎。

案例背景：李彬，单亲家庭，与母亲生活在一起，父亲在他 8 岁的时候与母亲离婚，离开了家庭。李彬自幼就比较调皮、任性，脾气暴躁，喜欢打架，学习成绩中等偏上。进入初中，因母亲没时间照顾他而住校，每个星期回家 1 次。1 个月前，老师给母亲打电话，说孩子有逃学的行为。

诊断方法：评估和沙盘疗法测试，了解潜意识中对家庭生活环境的本我、自我形象的感知，以及这些感知之间的联系。

诊断措施：采用多拉·卡尔夫创立的沙盘游戏对孩子开展引导性、干预性的游戏治疗，通过沙盘游戏治疗中的意象进行指导，引发孩子无意识的表达，培养自信与人格。治疗分 3 个阶段，共 20 次。第一阶段，受伤的主题；第二阶段，帮助孩子达到意识与无意识的沟通；

第三阶段，整合。

【治疗过程】

（一）第一阶段（1～10次）受伤的主题

第1次治疗，李彬的态度不是主动接受治疗，而是在犹豫中走进的沙盘治疗室，当他看到沙架上许许多多的玩具时惊奇地瞪大了眼睛，然后立即走到装有细沙的沙盘前，用手指抚着沙子，玩了一会儿。治疗师告诉他："你可以把沙架上喜欢的玩具拿到沙盘里随意使用。"他的眼睛睁得更大了，非常高兴，脸上露出了微笑，开始从沙架上选择了几个模型车，以及摩托车，放到沙盘里，玩得很开心。通过沙盘这个媒介，李彬的防御逐渐瓦解，并与治疗师建立了一种信任和支持的关系。

第2～3次治疗，这两次治疗都是带有攻击性和破坏性的，想发泄愤怒情绪，想破坏玩具，并观察试探治疗师的反应。治疗师非常和蔼地告诉他："玩具不能损坏的，你可以敲打打击袋。"李彬尝试自己独立，反而感到焦虑不安，在沙盘中对人物进行攻击并摧毁房屋，以此来发泄他愤怒和不满的情绪。

第4次治疗，作品是受伤主题中陷入困境的内容，在沙盘里呈现出两个部队在开战，是好人与坏人的战斗（图5-14）。李彬告诉治疗师好人这边为了抵抗外敌，要用很多计谋打败敌人，希望有增援。

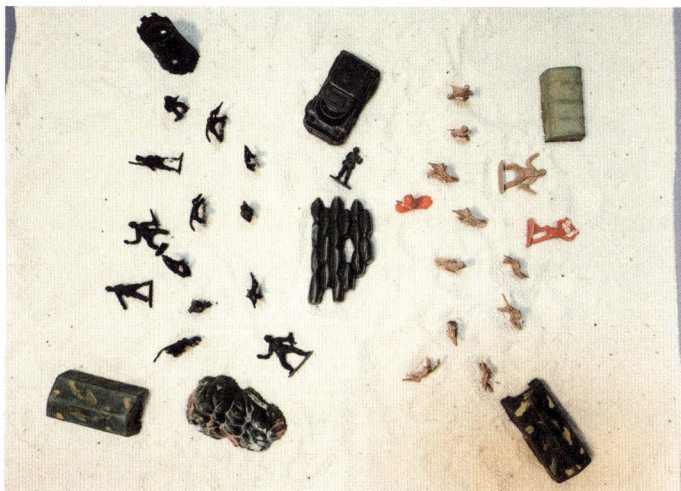

▲ 图 5-14　受伤的主题

　　治疗师根据沙盘的意象，结合李彬在学校的状况，与李彬进行了交流。了解到他在学校的孤独和悲伤，问他是否希望有朋友来帮助，李斌告诉治疗师他确实非常的孤独，想远离这个环境。李彬沙盘中受伤的好人与坏人的斗争这一内容一直进行到第 9 次。

　　（二）第二阶段（10～14 次）意识与无意识的沟通

　　第 10～13 次沙盘，李彬选择的玩具人物少了许多，但是主题内容更加鲜明突出，反映出内心的受阻和宣泄，如交通道路的阻塞，以及几个勇士在追赶一个人，并将这个人的头和身躯砍下。李彬告诉治疗师，这个人总是去招惹别人，受到了惩罚。治疗师非常理解并对李彬说，为什么这个"好人"会受到别人的招惹，他是不是有什么伤心的事情？

接下来的沙盘，李彬慢慢开始在接纳自己的痛苦情绪，沙盘作品呈现一群孩子在草坪上非常愉快地做游戏。孩子们在一个自由和安全的空间里，不允许任何人去伤害他们。李彬心理变化很大，他痛苦的情绪和攻击的冲动都在逐渐地得到缓解。

第 14 次，沙盘作品呈现一队带枪的士兵（图 5-15），指挥官在队前指挥，他们在穿越一片丛林。治疗师见到沙盘内容与李彬进行了交谈，问沙盘中的指挥官是谁，李彬告诉治疗师："就是爱管他的人。"治疗师说："就是管你的老师吗？他不满意你现在的行为，你又不太明确该做些什么。"李彬表示同意治疗师的看法。李彬在自己的探索中慢慢进步，很快李彬的沙盘作品与以前不同。尽管随心所欲地建造着沙盘，但李彬很高兴地告诉治疗师，沙盘中的人物是他的同学，而且他们现在相处得很好，而且老师也接纳他，也没有向他母亲告状了。他现在的情绪很平稳，没有抱怨学校和老师对他的不公。

（三）第三阶段（15～16 次）整合

第 15 次沙盘，李彬的沙盘作品呈现的是放学后同学们在等候公交汽车回家的场景，他的无意识在无形中指引着方向。

第 16 次沙盘治疗，作品呈现学校发生的学生之

间的交锋，有部分学生在指责少数同学的攻击和破坏
行为，然后发生了摩擦。李彬和其他同学参与了，将
受伤的同学送往医院。过去李彬在学校里经常打架斗
殴，现在他明白应该怎样去处理矛盾问题。李斌治疗结
束后，他的学习成绩有很大的进步，并与班级内外的同
学非常融洽友好地相处，在家里也表现得更加听母亲
的话了。

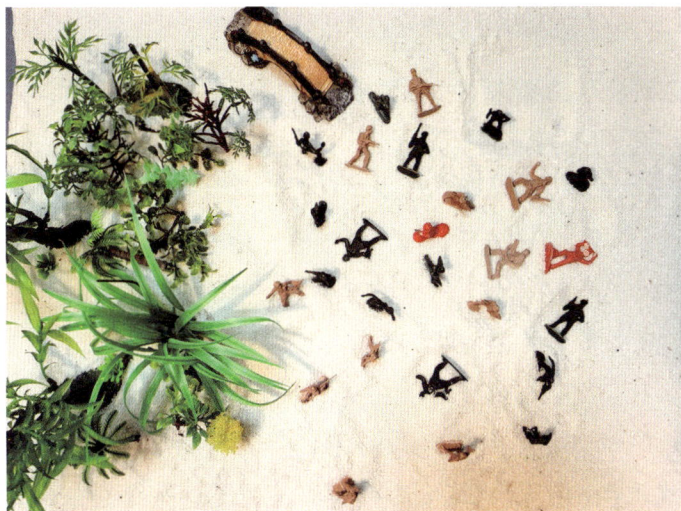

▲ 图 5-15　指挥官带领一队士兵

【案例分析】

本案例李彬的问题主要源于他的家庭，父亲背叛了
家庭，背叛了爱，在孩子八岁时就离开了他，实际上被

孩子认为是一种抛弃，父亲是一个令人仇恨的角色。但他是一个年幼的孩子，也没有什么办法。一方面，父亲的不告而别；另一方面，对自己父亲有血浓于水的爱，他无法处理好矛盾和痛苦的感情。所以他在学校里就不断做出异常的举动，招惹同学，同学十分讨厌他，老师也斥责他，这对他又是一种伤害。在他小小的心灵中，感觉到这个世界对自己太不公平了，父母不爱，老师同学不欢迎，唯有母亲疼他，但又没有时间陪伴，还将他送去住校。多少年了，没有人知道他到底为什么这么惹人讨厌，直到来到沙盘游戏心理治疗室，他的生活背景引起了治疗师的关注。

儿童灵魂深处都有一个自愈的原型，代表着一种驱动力，引领着孩子向整合的自信化方向成长，从而发展出个体独特的潜力。沙盘游戏是一种创造性的活动，是在一个安全不被打扰的环境里，尽情地摆放自己喜欢的玩具，创造出自己的意象。这就是无意识的流露，是自愈原型引导孩子这样走下去的。原型又是通过形象的游戏而非言语来表现自己，所以要了解孩子的无意识内容，就得让孩子有一个表达的方式，沙盘游戏就是探索的途径。

来做治疗的孩子都是带着问题来的。他们的内心是混乱、矛盾和不平衡的，所以在沙盘游戏刚开始充满了各种负面的情绪和意象，如打仗、无人理睬、暴力殴打等，那就是孩子心理状况的写照。每个孩子时时刻刻都生存在两个世界里，一个是外部世界，包括他的家庭、学校、同学等；另一个是内部的世界，包括各种情绪、欲望和冲动。健康的人，自我能将这两个世界协调好，但当这两个世界缺乏沟通，心理紊乱就发生了，形成了一个刻板的、非社会化的人。在这个混乱的阶段，每一个玩具的选择，每一种玩具的组合及它们的活动，都投射了孩子内心的混乱。治疗师需要做的，就是默默地关注他的活动，体验他的内心世界，并琢磨出能够让孩子接受的方式来引导其进行更深层面的无意识的流露。只有将无意识的内容完全流露出来才能得到很好的情绪释放，才能减轻孩子的痛苦和无助。

在经历混乱阶段之后，沙盘游戏会表现出挣扎斗争的主题。有时是好人受伤，有时是打倒恶人，有时是公路阻塞，有些是重复的意识性活动，不断地进行着，一次又一次直到沙盘内容重新恢复到一种有序又有结构化的情景，沙盘的空间也恢复其整体性和丰富性，这才是儿童心理斗争的结果。正面角色战胜负面角色，正面情绪占领重要阵地，他在这个过程中重新获得能量和控制感，有了自主性，自我逐渐接纳痛苦和矛盾的情绪，向着良好完善的方向前进。

在挣扎斗争过程中，治疗师进行指导性干预，并结合孩子现实，根据更深的情感需求进行交流，向着积极的方向发展，引导孩子的情绪宣泄，无意识完全而流畅地表达了出来。

治疗师的角色是随着治疗的深入不断变化，在初期阶段，一般是静观其变，让孩子尽情玩耍，毫无顾忌地表达内心世界。到了中期，治疗师就不仅仅是个旁观者了，需要对孩子的举动进行认同，并有目的地引导孩子向积极的方向前进，在必要的时候进行限制，如损坏玩具等。治疗师还要非常关注移情，留意自己的情绪。例如，在一个暴力的场面中，理性进行交流，对孩子的每一个有意义的内容进行评论，建立信赖安全的治疗关系。

为了达到治疗效果，治疗师应做到与学校、老师、家长建立积极的同盟关系，把治疗延伸到现实生活和学习中，把治疗中的积极表现随时总结出来并提供治疗报告给他们，孩子会感觉治疗师如此关心、尊重自己，会感受到自己的价值和希望，而更加努力进步！

（余文玉　胡　玲）

案例9　小涵心烦就晕倒：癔症儿童的沙盘游戏心理治疗

导语

癔症，又称歇斯底里，是一种心因性疾病，

属于神经症的一种疾病。所谓神经症，指的是没有器质性病变，但却出现神经系统症状的一些疾病。为什么儿童也会得癔症？由于孩子心理发育不完善容易导致癔症发作。儿童心理具有幼稚、情绪不稳、易受环境影响等特点，一旦家庭抚养教育不当，或者父母对子女过分娇纵溺爱，或过分保护使患儿养成以自我为中心，受不了挫折和委屈等弱点。许多患儿因上述因素及家庭环境，在直接精神因素影响下而发病。如躯体疾病、疲劳、睡眠不足、委屈、气愤、紧张、恐惧、突发的不幸事件，均可导致发作。近年来儿童癔症逐渐增多，流行病学调查发现，我国城市患病率＜2‰，农村为5‰，青春期后女孩多于男孩。心理专家提醒家长，如果孩子患癔症一定要进行及时干预，因为孩子今后的人生道路还很长，若是被儿童癔症缠上，家长最好为孩子选择心理治疗，只有接受心理治疗，才能为孩子的心理健康打好基础，面对将来人生道路上的艰难险阻。让孩子健康成长！请关注一个真实的案例，让我们一起来了解小涵为什么会患癔症，以及心理干预的全过程。

【案例介绍】

治疗对象：小涵（化名），女孩，14 岁。

问题主诉：胆小，自卑，任性，半年前失眠做噩梦，心烦就晕倒。

案例背景：一家四口人，家中有一个 11 岁的弟弟，家住四川邻水。爸爸开了一个诊所，父母都很忙，对她很好，从不要她做家务，想要的东西基本上是有求必应。因为爸爸的腿部有残疾，在大家庭中会受到伯伯、伯娘、婆婆、爷爷的羞辱和欺负，这给她留下了阴影。

在学校和其他同学一起犯了错，老师却袒护别人只批评她，小涵经常告诉父母，她心理很不平衡，她不喜欢老师和同学们。

小涵没有朋友，寝室里室友用了她的洗发水，她想问又不敢问，就憋在心里，妈妈来学校给她洗衣服，室友称赞她妈妈对她很好，但她觉得是室友在嘲笑她什么也不会做。就这样，在这些小事中，她渐渐难以忍受。有一次，面对心理不愉快，她感到眩晕、头昏昏的，这种状态反倒像摆脱了痛苦一般，让她顿时感到轻松，从此之后小涵渐渐习惯了头昏晕倒。

初步诊断：根据病史症状和辅助检查、测评、提示为心因性癔症。

治疗措施：采用沙盘游戏心理治疗，帮助建立安全感（改善生活质量、人际交往、爱与被爱、自我成就四个方面），重塑安全感，对解决深层心理问题提供可能性。治疗短期目标：缓解患者焦虑情绪。长期目标：帮助建立客观的自我概念，促进患者人格发展。

沙盘心理治疗分 3 个阶段共 20 次。第一阶段，评估；第二阶段，确定治疗方案，制订短期和远期目标；第三个阶段，治疗阶段。

【治疗过程】

（一）第一阶段：评估（1～2 次）

初始沙盘就如心理分析中初始的梦，具有十分重要的意义，可以了解患者的心理状态及问题治愈的可能性。患者第 1 次沙盘出现的模型，包括大鲨鱼（左上角）、蛇（左上）、祭坛（左中）、水车（左下角）、松树（中间）、房子（中偏右）、果树（右中），从患者的初始沙盘中，了解到有受伤的主题（图 5-16）——分裂、焦虑。巨大的鲨鱼身居浅水中十分焦虑，表现出不协调、威胁、冲突，有不安全感。焦虑的鲨鱼张开大口朝向蠢蠢欲动的蛇，表现出受伤，并导致牺牲。患者在沙盘左边摆上一个祭坛，可能代表在她成长过程的受伤经历，从患者的会谈中证实了这一点。

第 2 次沙盘又出现了水车、风车、天使、房子，但在靠治疗师右边呈现出了一片空地，从沙盘呈现出的意象看，患者存在治愈的可能性，如有所期待——水车期待水，风车期待风，房子应该是患者对现实生活的感受。天使向右边观望空地，似乎是推给治疗师的"问题"，说明患者与其治疗师的关系有待建立，治疗师知道患者还需要时间和准备，包括相互的接受、信任。在完成两次沙盘后，讨论了由沙盘引起的一些联想记忆，患者表示愿意接受沙盘疗法治疗。

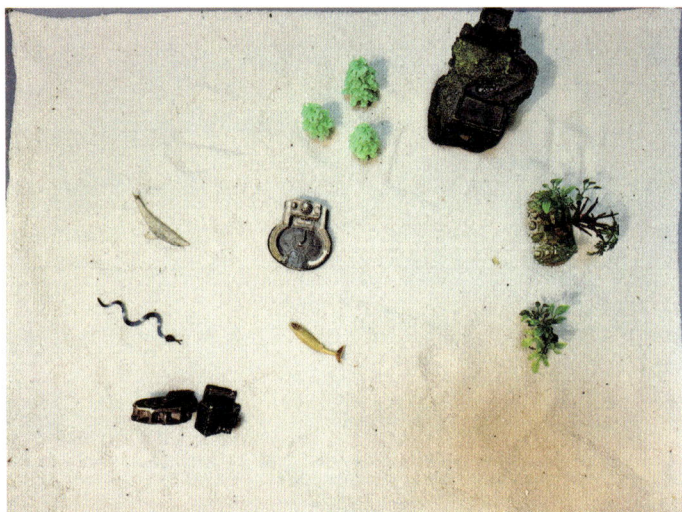

▲ 图 5-16　受伤的主题

（二）第二阶段：确定治疗方案，制订短期和远期目标

短期目标是缓解患者的强迫思维和焦虑情绪。长期目标是帮助患者建立客观的自我概念，促进患者人格发展。

（三）第三阶段：治疗阶段（3～22次）

患者的治疗过程是从受伤，转化，治愈的精神世界的变化过程。

第3次沙盘出现"孤独的天鹅"，教堂门外有鸡、树、鳄鱼和蛇，患者将天鹅称为"孤独的天鹅"。治疗师问患者："为什么叫它孤独的天鹅？"她说："是自己的感觉，你看见它垂下来的头，就像在忏悔。"她还告诉治疗师："自己很像这孤独的天鹅，看不到伸展的翅膀，很难展翅飞翔。"这些反应很符合患者的心理状态。鳄鱼和蛇象征纠缠自己的强迫思维，表现为恐惧、无助的情绪，教堂旁边的大树和鸡，说明渴望现实生活，此次沙盘与第二次相比有一个变化，患者将初始沙盘中的左下方移向了右上方，并出现了5件主要的新沙具模型。这种变化象征"移情"。患者逐渐转向接纳治疗师，因为右边是靠近治疗师的位置。教堂大门是敞开的，说明患者在"邀请"治疗师进入她的内心世界。患者在接受治疗师，同时也包含着患者在现实生活找到了属于自己的立足之地。

第4次沙盘治疗主题内容将内心的痛苦、抑郁和恐惧情绪进行宣泄，在沙盘游戏过程中发现患者一直在往下深挖，直到碰到沙盘底部，她还在上面粗暴删地打了许多孔，她是在告诉治疗师："我感觉自己非常痛苦，通过粗暴地摆弄沙子来发泄情绪，内心感受到的所有东西，都在沙子中表达出来。"治疗师的共情表示充分地理解和接纳她，这时她们的治疗关系已经建立起来了。

第 8 次沙盘治疗变化非常大，在溪水一边出现了一些凶猛的动物——恐龙、蛇，此外还有一位公主，一只躺在祭坛上用作祭祀品的大母鸡。在溪水的另一边有个小村庄，有个圣诞老人站在教堂门口，在等待人们的到来。在圣诞老人和门之间有个小女孩在睡觉。她在作品中告诉治疗师，"她的悲痛遭受了内部的阻碍"，公主是被恶势力困住的，她就是那只躺在祭坛上的大母鸡，然而她想要的是她小时候的那种开心的、无忧无虑的生活。

第 11 次沙盘治疗，患者的态度从内部世界转移到外部状态，把自己看成一个受害者，使她远离现实生活，她现在正一步步地克服这种障碍，沙盘中出现了一个"女孩"，她"自己选择"住在一个小镇中，与父母兄弟住在一起，附近有一辆马车，"这个马车能够在任何时候逃离"，还有一个少年担着一担蔬菜。然而这些蔬菜是额外的东西，现在"没有他们，一个人也行"。这个场景告诉治疗师，在沙盘中的小女孩，正面对患者自己，跟自身内在压抑的东西进行沟通与交流。随着治疗的进展，治疗师与患者已经建立了非常信任诚挚的治疗伙伴关系。患儿非常的放松，能对治疗师畅所欲言。

第 20 次治疗后，患者进步很大，她已经能感受到一种内在的生活信心与力量，在她的现实生活中与同学关系非常友好，人际关系得到明显改善。呈现的沙盘作品变化非常明显，出现内在连续性，可见河水环绕在山间，同时河中出现青蛙、贝壳、鱼，山中有房屋，屋前有公鸡和母鸡，右上角出现了观音像，这个具有非常重要的意义，它代表救世的万物生灵，尽管有一只狼在旁，但并没有威胁到母鸡，而且显得非常安全自在。这是患者内在转化的象征意义。

第22次沙盘治疗作品，沙盘中间呈现有美丽的孔雀，它能除邪恶，在两栋房子后面，有带翅膀的天使在飞翔。右上角有两条龙，左上角是灯塔，具有"光明和指引航向的作用"。左下方一条湖中呈现了青蛙、乌龟、行驶的船，但无人（图5-17），表现出患者无意识中的心象意义，没有掌船人而船依然要行驶。这时患者告诉治疗师，回顾整个沙盘治疗过程，她感到了一种内在生命的觉醒，也是在治疗中寻找到的目标，逐渐达到了人格的发展。患者还十分自信地把沙盘游戏过程中的收获、感受和力量发挥在现实生活中。

6个月的沙盘治疗结束了，患者心境更为平和，睡眠明显改善，摆脱了对疾病的恐惧，情绪改善良好，主动与家人及同学们沟通交流，头痛晕倒已得到治愈，目前完全恢复了正常的生活，患者的内心世界由创伤走向治愈。

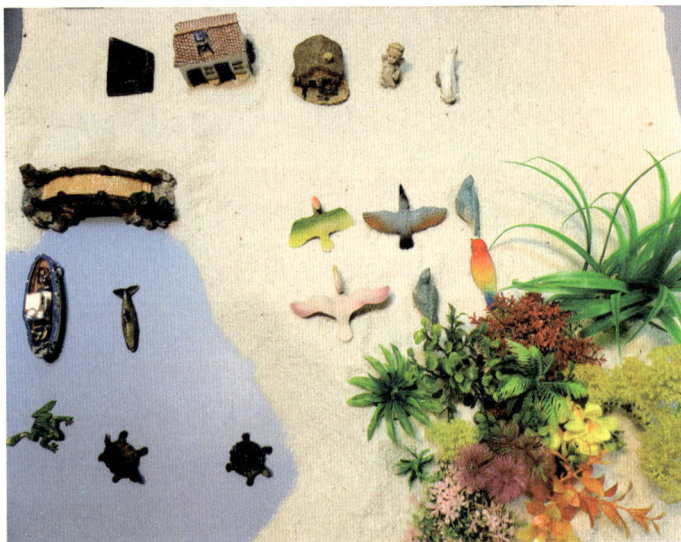

▲ 图 5-17　觉醒

【案例分析】

治疗师对患者的心因性疾病进行了分析，其中家庭因素，包括自幼被父母娇惯偏爱，以及她父亲受到社会、亲戚的侮辱欺负，在她幼小的心灵里埋下了仇恨、自卑的种子；自身因素包括由于家庭的宠爱阻碍了患者与他人建立正常的人际交往，在成长过程中造成人格缺陷，如存在自负和自卑等严重的心理障碍，在一连串的精神刺激中发生心因性行为表现。

经过半年的沙盘治疗取得了良好的效果，主要与以下方面有关：①癔症给治疗造成了困难，沙盘疗法的非语言性提供了让患者安全表达和探索自我的空间，发泄不良情绪和表达行为的途径；②通过象征性的沙盘游戏使患者无意识内容意识化，实现了深层次的心理治疗，患者适应了学校和同学关系的变化并提高了自信；③患者对自我和现实社会的信任关系存在障碍，重新建立关系需要过渡性客体，如沙箱、玩具、沙，治疗师充当了这样的角色；④沙盘能引发未处理的过去创伤的无意识记忆，患者面对沙盘哀伤体验会浮现出来，沙盘唤醒了患者的自我治愈力；⑤在沙盘游戏过程中，人本主义关怀贯穿全程，治疗师采取无条件积极关注和共情理解的态度，营造了一个"自由与保护的空间"陪同引导患者对沙盘世界进行探索与体验，发展积极自我，以及自我理解、自我控制的机会，对内心冲突进行选择和承担，从而逐步获得人格的发展。

（余文玉　胡　玲）

案例 10　受伤的女孩：情感障碍儿童的沙盘游戏心理治疗

导语

　　高尔基说："谁不爱孩子，孩子就不爱他，只有爱孩子的人，才能教育孩子。"培养幼儿的正确积极的情感态度也是如此，我们父母经常挂在嘴上的就是"爱"了，所谓的"爱"在人生的字典中是极其深奥的，但又是我们最应该做的，是孩子最需要的情感陪伴。"爱"不是挂在嘴边的话语，而是一个温馨的眼神，是一个理解的微笑，是一个温柔的拥抱，是一个肯定的眼神。父母在儿童的心目中都占有重要地位，都希望父母关注与称赞自己，要求父母关心与重视自己。在家里孩子最在乎的就是父母的评价和态度了。"父母的态度和管理方式有助于孩子形成安全、温馨的心理环境。作为父母可以从哪些事情来体现对孩子的'爱'呢？我们认为可以渗透在多种活动和日常生活的各个环节中。"可见，生活既是教育的内容，又是教育的途径。在家庭里我们注重的不是孩子的学习成绩，而是我们的孩子今天过得开心吗？与好朋友发生了哪些有趣的事情？自己解决了哪些问题等等。因此，可以说，无论教育水平多高、教育理论多深的父母，都不可能离开一个"爱"字而孤身养育。家长是孩子的第一任老师，也是孩子的终身老师，所以父母一定要用积极的评价保护幼儿的自尊。要用赞赏的目光期待孩子，那么我们看到的一定是孩子灿烂的笑脸，只有我们家长态度改变了，我们的孩子才能得到正常的发展。让幼儿沐浴在温馨和谐的阳光下，幸福快乐健康成长！通过下面这个案例相信您颇有收获。

【案例介绍】

治疗对象：春梅(化名)，女孩，10岁，瘦小，孤僻，焦虑。

案例背景：春梅出生在一个贫穷的农村大家庭，大家都很疼她。8个月时，父母到深圳打工，春梅与爷爷奶奶同住。7岁时春梅同爷爷奶奶到深圳与父母同住，发现父母又生了一个妹妹秋艳。春梅父母非常看重学习，因此对孩子要求也很高。为了讨好父母的欢心，春梅努力学习，但渐渐地，春梅发现家人更喜欢秋艳，而且秋艳处处表现也不错。父母经常表扬秋艳，而对春梅常常责备，并说她不如妹妹，春梅自己也越来越觉得不如妹妹。

春梅失去了儿时与母亲建立亲密依恋关系的机会，所以对母爱特别的需要，也特别敏感。得到父母的赞许，是春梅获得父母爱的一条最重要的途径。春梅需要父母的关注，然而父母一致认为他们能有今天的成就，与他们当年学业上优异的成绩是分不开的，因此在学习上要求春梅必须取得优异的学习成绩。这给春梅带来巨大的压力，父母的爱随时会因她的成绩表现"不好"而收回，或者将爱转移到她妹妹身上。春梅不能再承受父母的爱的缺乏，就以一种歪曲的形式表现她的不满，同时，也把这种不满转向她妹妹秋艳，表现出：①在学业上，春梅争强好胜，给自己造成很大压力，达不到目的则消极；②对待父母，春梅是直接反抗；③对待奶奶爷爷，即是依赖又是操纵；④对待妹妹表现出明显的攻击性和操纵性。从整体上看，春梅的情绪障碍是由于心理不安全造成的。春梅渴望父母的爱，对爱的丧失具有强烈的恐惧感，因此，当她的欲求没有得到满足时，她以一种退化的形式表现出来，如哭闹打滚，同时又以一种转移的方式表现出来——对妹妹的攻击和嫉妒。

春梅的致病原因部分也来自学校。爱的欲求得不到满足是她焦虑的本质原因，她与母亲和妹妹的不良关系是焦虑的集中所在。其中与妹妹之间的不和谐关系则需要进一步了解。

心理诊断：儿童情感障碍，自闭、自憎、自我拒绝。

治疗措施：用沙盘游戏心理治疗，宣泄不良情绪，了解潜意识的症结，然后为患者营造一个接纳、温暖、充满爱的环境，帮助其修复受伤的心灵，重塑良好的人格。治疗师分为3个阶段，共12次，每周1次。

【治疗过程】

（一）第一阶段（1～3 次）焦虑情绪

沙盘游戏治疗。这一阶段是春梅发泄不安和压抑情绪的初始阶段，春梅这一阶段的 3 幅沙画作品，发泄了她的焦虑不安和压抑情绪。

当春梅进入沙盘室，并没有其他孩子的那种兴奋和好奇，她只是站在沙盘旁静静地观察沙架上的玩具，脸上没有任何表情，当治疗师提示春梅可以把手放在沙子上，去感受沙子的柔软时，她显得非常的抗拒。前 3 幅作品呈现出的内容非常混乱，第 1 和第 2 幅沙画中，散落着许多小士兵，正在围攻一些凶猛的动物，每一个场景的打斗都很激烈和混乱（图 5-18）。在摆完沙画后，春梅根据这些战争场面告诉治疗师："本来人类的世界很和谐，可是怪兽的袭击让人类处于灾难当中，强大的军队面对怪兽时也无可奈何，这时有几条大蛇从天而降，夺取世界的控制权。"

在现实生活中，蛇是一种让人感到恐惧的冷血动物，尤其是年幼的孩子，春梅竟然选了那么多蛇，更加让人觉得不可思议。2 周后，春梅创造了另外一幅完全不一样的沙画——原始森林，在春梅讲述的故事中，黑夜中的原始森林充满着各种危险，可是动物和野人们却不知道有什么危险。黑夜中的森林象征着混乱的内心世界和无意识领域。在这 3 次沙盘游戏治疗过程中，春梅的表象是一个不活跃和缺乏活力的孩子。

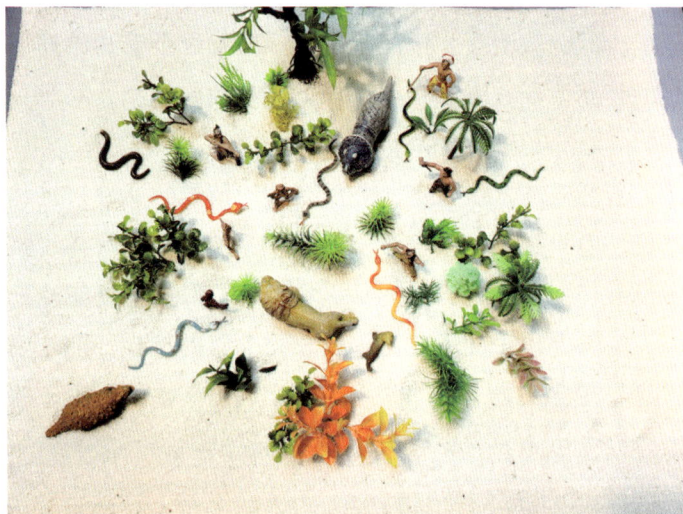

▲ 图 5-18　发泄焦虑情绪

（二）第二阶段（4～10 次）修复受伤心灵

　　沙盘游戏治疗中这一阶段的沙画渐渐发生了非常奇妙的转变，从不安而混乱的状态转变到有秩序和平静的场景中。这说明春梅处在寻求内心安全感的阶段。

　　第 4 幅作品创造了卡通人物"我们的家"。这个家呈现的内容有，如象征各种生命能量的食物，左下角的爸爸、妈妈、妹妹都忙着干自己的事情，而忘了右角落有个孤独地躺在床上的孩子。治疗结束时，春梅认真地告诉治疗师："那个躺在床上的孩子就是我，我们家他们都喜欢妹妹，不喜欢我。"

"为什么呢？"

"他们都说妹妹好，妹妹听话，学习好。"

"在你同学中和你一样，有兄弟姐妹的多吗？"

"不多，他们大部分是独生子女。"

"你认为做独生子女好呢？还是有妹妹好？"

"有个妹妹可以不孤独，但是，父母总是喜欢妹妹的。"

"我想，你一定希望父母像喜欢妹妹那样喜欢你，为了实现这个目标，你会怎么做呢？"

"如果我的成绩好一些，爸爸妈妈一定会喜欢我，可是现在没有用了。"

"你认为自己的成绩很难提高，是吗？"

"不知道，没感觉。爸爸妈妈已经对我降低要求了，他们不管我的成绩了。"春梅无奈地说。

春梅由于学习压力，已经放弃了自己的努力，她目前是一个缺乏自信的孩子，所以与春梅建立起信任融洽的关系后，将更加深入地了解春梅的内心世界，使她能自由地倾诉自己的情感和不满，缓解她的压力，同时对春梅进行引导，对其父母进行指导。

第 5 次进行沙盘治疗时，春梅第一次用双手去触碰沙子，并且花了很长的时间去创造出来一片崎岖不平的路。在沙盘里呈现出鬼怪，有两个小女孩吓得拼命跑。春梅说这两个女孩是她和妹妹，可是她的一只鞋掉了。

妹妹跑在前面，她跑得很慢，沙画中出现了妹妹，妹妹对春梅有一种压力，妹妹远远跑在她的前面，她却掉了鞋子，无法赶上妹妹。这是春梅的一个自卑点。

第6次沙盘作品，公路上正在有秩序地进行赛车，但是场地凹凸不平。春梅说自己正在右边那个蓝色的车子中，不幸陷进了一个泥潭里，但让人感到高兴的是，春梅说她可以应付，虽然很辛苦，这正好也象征着春梅开始勇敢地面对实际生活的困难。

第7~9次沙盘作品，春梅都在用手去建造一个宽阔的河流，很认真地用手把沙子推平推开来塑形。可以看出春梅非常努力。

第8次沙盘，当她把手放在沙子上就开始激动地流泪了，因为沙子的触摸而触景生情地勾出了一些不愉快的记忆。在沙盘游戏治疗中，除了玩具、沙子和沙盘外，另外还有一个重要的治愈因素，就是我们的手。

沙子象征着大地母亲，用手去感受流动的沙子，尤其能让孩子回想起许多童年的记忆，重新感受到母亲怀抱中的舒服的，无拘无束的感觉。所以，一些安全感缺乏或与母亲关系疏离的孩子，在刚开始进行沙盘游戏时会很抗拒去碰沙子。现在用手去给沙子塑形，能在沙盘营造的自由和受保护的气氛中获取一种安全感。

第10次沙画显得很宁静。左下角是一尊佛像，靠近中间的是一个湖，湖中有一艘船，春梅说这个姑娘要坐船回家，她的爸爸、妈妈和妹妹都来接她。这个场景与第 4 次沙画中孤独地躺在床上的孩子，形成了非常鲜明的对比。另外沙盘中还有佛像和塔的保护，这些都象征着寻求一种内心的安宁。

经过了 10 次的沙盘游戏治疗后，春梅妈妈告诉治疗师，春梅这 10 周内都没有对妹妹表现出嫉妒和攻击，说话也没有以前那么生硬了。

（三）第三阶段（11～12 次）转化的主题

春梅不再用攻击妹妹的方法来表达自己，对妹妹的态度改善了许多，有时能与妹妹一起跳绳，与父母的关系也很好。作业一般能在睡觉前完成。

这一转化过程从沙盘中得以呈现出来。第 11 幅沙画中，公主与王子正在举行一场简单而隆重的婚礼，森林中的小动物都来庆祝，而且春梅还特意在左下方摆放了警车和警察来保护这场婚礼（图 5-19）。

婚礼象征着对立面的转化和新事物的诞生，年幼的孩子并不懂其中的象征意义，但警车和警察都表明了孩子非常珍惜这场美好的婚礼。正如孩子的无意识正保护着刚刚萌芽的美好希望。

第 12 幅沙画中，春梅创造了一个两组人打斗的场面，这两组水火不容的人不再像第 1 幅沙画那样相互混战，他们的中间有了一个维持秩序的警察，而且对立的双方有着足够的空间去解决问题。

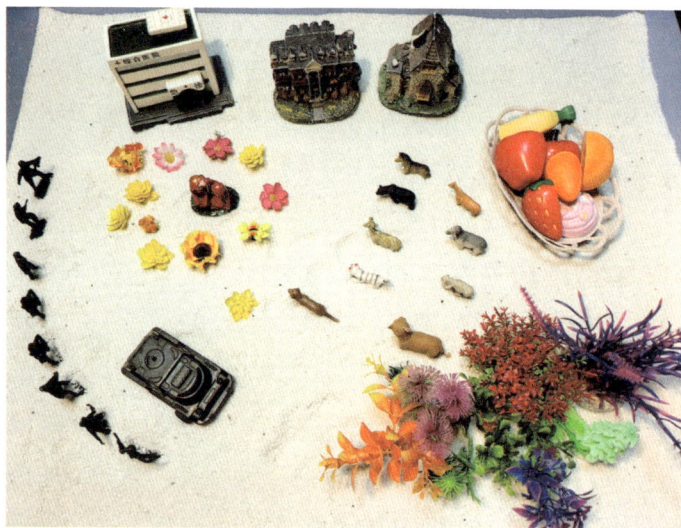

▲ 图5-19　转化主题

在现实生活中，春梅通过沙盘游戏治疗，孩子能够在内心建立一种安全感和自信去面对生活学习中的困惑。

经过第12次的沙盘治疗，妈妈反映春梅的笑颜渐渐多了，与家人的感情增强了，情绪很稳定，学习成绩也提高了，在学校开始有了很好的同学。由于春梅她们搬家转学的原因，沙盘游戏治疗就此结束了。

【案例分析】

本案例运用沙盘游戏心理技术让春梅的情绪自然发

泄。春梅具有对父母之爱的渴望，对失去父母之爱的强烈恐惧。她以一种退化的形式把这种情绪表现出来，哭闹；同时，又以一种转移的方式表现出来，对妹妹的妒忌与攻击。我们采用沙盘游戏疗法，适合春梅的年龄特点，自然地呈现出春梅的不满情绪，并加以引导，促进春梅自己的思考。

家庭的支持对春梅的情绪稳定起到了很重要的作用。春梅的父母意识到女儿的问题，他们与治疗师积极配合，稳定春梅在家时的情绪。母亲在感情上注意关心春梅，爸爸也不再以妹妹来"激励"春梅，而是更多地帮助春梅的学习，减轻了春梅的学习压力，妹妹主动体贴姐姐，主动陪姐姐做游戏，奶奶对春梅10年的爱，在这段时间内，表现也很突出。

当然，由于春梅的问题更多地涉及家庭与学校方面，我们在治疗过程中，了解到春梅之所以发生心理情绪问题，既有来自学校的影响，也有家庭中的亲子关系与姐妹关系问题。

我们对春梅父母的行为方式，进行了指导和反馈。父母从关怀、体贴和爱的立场出发，让春梅重拾母爱的温暖。通过沙盘游戏调节春梅久违的情绪，陶冶其性情，促进春梅的人格发展。

（余文玉　彭利娟）

案例 11 摆脱恐惧心理：恐惧症儿童的沙盘游戏心理治疗

导语

恐惧症（phobia）通常是在各种紧张刺激的影响下导致一系列激素分泌增加，引起的儿童全身性反应，如紧张刺激作用于人脑时，下丘脑产生兴奋，肾上腺髓质释放肾上腺素和去甲肾上腺素，从而增加通往脑、心脏、骨骼肌等的血流量，提高机体对紧张刺激的警戒能力和感受能力，并产生异常强烈的恐惧，伴有焦虑情绪和自主神经系统功能紊乱症状，从而患儿产生回避、退缩行为而严重影响正常的生活、学习和社交等。这种恐惧具有显著的发育阶段特定性。该障碍的产生与儿童气质、意外事件的惊吓等有关。本案例恐惧症患儿超超，通过沙盘游戏心理治疗，首先要营造一种安全的、被保护的环境，建立起一种类似"母子"关系的信任感，给其温暖、关爱、包容、接纳、自由和安全感。患儿逐渐消除了焦虑、恐惧并重新获得安全感，最后心理创伤得以修复，恢复过去的天真、活泼、快乐的童真。请关注本案例。

【案例介绍】

治疗对象：超超（化名），男，5岁。

问题主诉：性格内向，某幼儿园大班儿童。一次在乘坐幼儿园交通车时睡着而未下车（当日接孩子的老师少了一个人，所以未发现超超下车）。结果超超一人呆在封闭的车内约8小时。随后母亲发现他的许多变化，很少说话，情绪低落压抑。此外，还常存在夜惊醒而坐起的行为，每天小便次数比过去增多一倍。

观察评估：超超沉默寡言，很少开口说话，也不与治疗师进行目光接触，每当提问时，都不理睬，仿佛没有听到一样，继续自顾玩自己的。

心理诊断：超超患恐惧症，治疗师推荐进行沙盘疗法心理辅导。

治疗措施：治疗师采用沙盘游戏治疗进行心理辅导，提供一个安全与受保护的氛围。

为更好地理解超超的沙盘作品与他的生活之间的关系，治疗师在治疗过程中收集了以下的信息。

个体信息资料：治疗过程中的记录、沙盘作品的照片、家庭背景信息，主要请其母亲在治疗前期与治疗各阶段中填写一些相关心理行为调查表、儿童创伤症状表和行为情绪量表。

沙盘治疗过程分为3个阶段，共12次，每周1次。第一阶段，强迫重复受伤的心灵；第二阶段，混乱矛盾孤独的内心世界；第三阶段，调整内部世界重获新生。

【治疗过程】

（一）第一阶段（1～10 次）强迫重复受伤的心灵

超超，5 岁，是个瘦瘦的、迷人的小男孩，表情中流露着恐惧和担忧，在幼儿园老师和母亲的陪同下，咨询师将超超引入沙盘旁，鼓励超超玩玩具。超超开始探索起这个房间来，问"这是什么"，心理治疗师回应孩子并与孩子建立治疗关系。超超最初选择了一辆模型车，放在沙盘上，以画圆圈的方式移动它，画了一个圈后，放回架子上原来的位置，又取下另一辆车，重复刚才的动作。这样的行为一直持续到所有的车都被使用过为止。然后，他又把所有的车都取下来，在沙盘的中间排成一个圆圈，每一次都取出其中一辆车，在圆圈周围绕一圈，这样的行为又一直持续到这次治疗结束为止，最后他把每辆车又重新放回到架子上。在接下来的几次治疗中，超超重复同样的动作。每次，他都站在同一个位置，与治疗师没有任何言语交流，完全忽视了治疗师的存在，这一切都体现出超超受到的伤害呈现在沙盘中的常见特征——强迫、重复、缺乏想象力，以及与现实隔绝。

治疗师分析：模型车——交通工具是一种超超这一年龄阶段儿童常用的模型，治疗师认为，经常在沙盘游戏中使用模型车的孩子，可能会在游戏过程中体验到一种运动感。《符号象征词典》中对于模型车的解释是"一种积极心理发展的转变物"。尽管超超在游戏中没有任何言语说明，治疗师认为，模型车象征了超超的自我的运动与成长，也许正是这些活动为超超后来的内在与外在的转变奠定了基础。圆圈，超超一直以画圆圈的方式移动模型车。此外，他经常选择的弹球也是圆形的。治疗师认为，圆是一种完满的象征，常用来表征天堂、太阳、神、理想的人，以及灵魂，同时圆还代表"全体""自我"。超超被封闭在车内8小时这一受伤过程，带给他很大打击，让他变得很没有安全感，所以他渴望再一次达到自我完善。无意识中，他采用了画圆圈的行为。

（二）第二阶段（11~20次）混乱矛盾孤独内心世界

超超重复性行为依旧存在，很多沙盘都是用交通工具完成的，但也有一些沙盘，超超添加了一些其他的玩具。在完成有的沙盘作品时，他开始讲述故事，而不仅仅是重复迟钝地玩。在第19次治疗中，超超在公路上将交通工具排成一条线，一个紧靠一个，并在小山丘上划出一条分界线，分成两部分，然后选择一群士兵、坦克、斗士等，并每个人分配武器，排成两排，彼此面对面对峙（图5-20）。

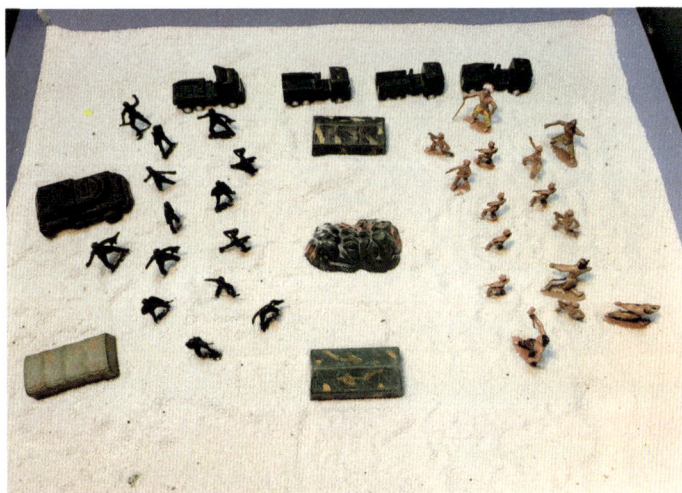

▲ 图 5-20 打仗对峙

　　治疗师分析：车辆的堵塞，代表孩子的内心混乱、矛盾、孤独和无助，所以在游戏中充满各种负面情绪和景象——车辆堵塞、打仗、对峙、无人理睬等是孩子目前心理状况的写照。每个孩子每一刻都生活在两个世界，一个是外部世界，包括家庭、幼儿园、同学等；另一个是内部世界，包括各种情绪、动力、欲念和冲动。内部世界的活动受外部世界的影响，外部世界的情景在一定程度上反映了内部世界的活动，这两个世界是相互沟通与流动的，保持一种"平衡协调"，属健康正常的。如果自我都能将这两个世界协调好，不去调整内部世界，就是去改造外部世界，总能让它发展为友好合作。但是如果这两个世界缺乏沟通，一方不知道另一方的活动时，心理紊乱就发生了，人就成了一个刻板的、非社会化的人。在这个混乱的阶段，每一个玩具的选择，每一种玩具的组合及它们的活动都投射了孩子内心的混乱，治疗师要做的就是默默地关注他的活动，体验他的内心世界，并琢磨用能够让孩子接受的方式来引导孩子进入更深层面的无意识流露。只有将无意识的内容完全地流露出来，才能得到很好的情绪释放，才能减轻孩子的痛苦和无助。

（三）第三阶段（21～26 次）调整内部世界重获新生

第 23 次沙盘治疗，超超仔细选择了 8 个幼儿园的人物模型（3 个教师模型，5 个小朋友模型）放在沙盘上（图 5-21）。他用手摆动人物的脚，看起来像是在沙盘走路一样。当安置好人物后，又小心翼翼地用沙子把人物掩埋了。然后，他为每个幼儿园人物选择了一只小动物，放在旁边。生活老师身边是山羊，大班老师是一匹小马，一个小男孩是一只小的斑点狗，另外 4 个小朋友分别是小猪和小羊羔。接着，超超又在沙盘里增加了一只大狼表示园长，3 只小狼分别表示两个男孩和一个最小的女孩。他又一次掩埋了这些成员，连带他们的动物一起掩埋。大狼站在前面，仿佛是在守护着他们。在最后结束沙盘时，幼儿园的人物、动物都被拿了出来，每个人身边都站着他们的动物，大狼站在他们的前面。

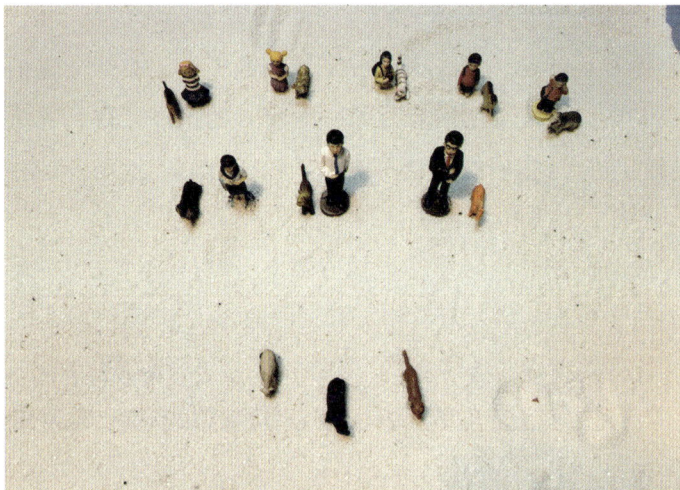

▲ 图5-21　调整内部世界

　　超超在沙盘里布置了一个儿童乐园的区域，小朋友可以自由进出，在里面不会产生任何不良的情绪，不准发生打闹，小朋友可以做他们想做的任何事，想做多久都可以，只要不去伤害别人。他心里似乎产生了问题的解决方法，在一个被保护的安全空间里，他可以任意玩耍而不被攻击。在这里能看出超超良好的情感心理活动，这是沙盘治疗后期希望看到的。

　　治疗结果：经过3个月的治疗后，超超的沙盘作品不管是从内容还是创作过程都出现了显著的变化。就内容而言，人物与动物的使用数量大大增加。超超增加了人物可能是象征他与其他人有了交流。例如，在幼儿园结交了许多小朋友，并经常跟他们一起玩。还经常与老师一起看书、讲故事等。另外一个原因是他的感知觉发生了变化。以前在幼儿园他感受到的是一个充满不安全、忽视和威胁的世界。然而在沙盘治疗室有了一个安全的环境，有了一对一的关注后，带给他很多新的机会去认识这个充满生机的世界。此外，超超使用的玩具种类也增加了。

在创作过程中，超超重复刻板的行为减少了，场景由静止变成动态，基本已能表达情绪，消除了焦虑、恐惧，并重新获得安全感，晚上不再做噩梦，在幼儿园又能见到过去那个天真、活泼、可爱的小男孩超超。

【案例分析】
（一）治疗特点

儿童经历了创伤性事件之后常见的心理反应有少言寡语、长时间沉默于悲伤痛苦中、不断闪回痛苦的回忆。本案例中超超又是一个年仅 5 岁的儿童，言语表达能力本来就比较差，这给治疗带来了一定的难度。

治疗师采用了沙盘疗法作为治疗与评估手段。优点是通过来访者的游戏过程、游戏主题、情绪、行为、语言，以及幼儿园成员间的互动来了解其内心的无意识层面的活动，更好地理解、诱导和洞察，并通过玩具种类、数量等客观数据进行治疗结果的评估。在本案例中，治疗者扮演了一个旁观者的角色，给超超充分的主动权。

一开始，指导超超行为的是他的本我，一旦他感觉到处在一个足够自由和安全的环境中时，他的自我开始显现，其力量不断地增强，开始指导他的行为，他反复地用车子画圆圈就是自我开始增强的表现。由于治疗师的接纳理解的态度，超超的无意识开始出现，他创造出车和士兵与动物的对峙场面，此时他的无意识正在从事着治疗的工作。

治疗师通过观察，努力试图理解沙盘作品的象征意义。从某种程度上来讲，类似与解梦，我们不能进入孩子的梦境，但是我们可以在孩子醒后对这个梦做出解释与分析，从而使其能够与自己的无意识对话。

由于对模型的象征意义的把握充满主观色彩，因此结合孩子所发生的问题进行综合考察显得尤为重要。本案例中，治疗者与来访者保持联系，收集与超超有关的生活信息，为结果的解释提供了有利的依据。

（二）沙盘疗法的意义

沙盘疗法是由瑞士荣格学派儿童心理学家卡尔夫创立的，她根据荣格的分析心理学、中国的《易经》和阴阳五行的思想，创造了荣格派沙盘疗法。

通过在沙盘内摆放模型与塑造沙子，能建立一个与其内心状态相对应的世界，通过这种自由的、有创造性的方式，无意识过程就在一个视觉化的立体的世界中显现出来。这一过程就好像在经历一场梦。通过制作一系列的沙盘场景，荣格描述的自性化过程就被激发产生并最终导致自我实现。

本案例中沙盘疗法属于心理治疗，它是一种非指导性的、由孩子自由发挥的疗法，强调要营造一种安全的、被保护的环境，治疗师并不对来访者的活动进行任何干预，而是等其离开后再进行拍照、记录与分析，并通过观察识别儿童所表达的情感，以富有洞察力的方式向儿童解释这些情感体验，从而使儿童获得领悟。

治疗师与孩子之间首先要建立起一种类似于"母子"关系的信任感，即"母子一体性"，并自始至终要以一种母亲对待孩子的态度来对待患儿，给其温暖、关爱、包容、接纳、自由和安全感。在其制作沙盘的过程中，要像母亲一样慈祥地关注着来访者的一举一动，并以欣赏的眼神鼓励孩子继续向心灵更深处进行探索与对话。

（三）治疗启示

由于儿童的认知发展水平的限制，他们往往很难表达出内心的感受与体验，从而导致了一些问题行为。而沙盘疗法正是一种与孩子们沟通的中介，他们可以通过选择和摆放玩具模型表达他们的情绪与心理状态，治疗师通过观察就能诊断并获悉他们遇到的问题。这为治疗者提供了一个很好的交流工具。不仅可以应用在创伤后患恐惧症的孩子，也广泛适用于各种问题的孩子，包括孤独症患者、语言障碍、人际关系问题（自闭、攻击破坏倾向、内向孤立胆小等）、适应问题（反社会行为）、学校学习（厌学症）、神经症（遗尿、神经性不安、口吃等）、身心症问题（神经性头痛、呕吐、摄食障碍、呼吸急促、紧张性胸闷、夜惊、失眠等）。如果引入教育，还有利于培养学生的自信、完善人格、发展想像力与创造力、激发个体潜能、推进素质教育。

治疗师需要注意以下几个要点。

· 治疗师必须尽快和儿童建立起温馨友好的关系，无条件地接受儿童，营造一种宽容的氛围，使儿童能够充分自由地表达其内心感受。

· 始终尊重儿童，相信只要给予适当的条件，由儿童自己主导治疗进程，儿童能够渡过困难。

· 治疗要循序渐进，不可操之过急。注意玩具的象征意义，分析判断与解释。

（余文玉）

案例12　考试焦虑的小欣：焦虑儿童的沙盘游戏心理治疗

导语

随着社会的进步、人类的发展，人才对国家的发展越来越重要。而考试是国家选拔人才最主要的，也是最重要的方法。在这一过程中，如果家长对教育特别功利化，特别注重考试成绩。如果不顾一切地给孩子施压，不仅不能提高孩子的学习效果和成绩，反而会导致孩子一系列的心理问题。很多孩子感到心理压力过大，各种心理问题会相继出现。考试焦虑这种心理感受许多学生都体验过，出现一些焦虑恐惧的心理反应也是很正常的。但是，如果一个人这样无休止地循环下去，面对考试总是担心恐惧，有害怕考坏了对不起父母等想法，并伴有躯体不适的表现，如头晕、头痛、头皮发麻、心慌、心跳加快、尿频、尿急、手心出汗等症状，这就是考试焦虑症，会给孩子的身心造成伤害。考试焦虑症属于焦虑症的一种表现类型，得了考试焦虑症到底怎么办？家长要及时带孩子就医，进行心理治疗和药物治疗。心理治疗主要是通过改善不合理的认知模式，达到认知重建。而药物治疗能稳定躯体焦虑和精神焦虑的症状，系统规范的心理治疗可以取得良好的治疗效果。

　　本案例是从小欣患有考试焦虑症到心理治疗的整个过程。下面将对案例做详细的介绍，希望能引起家长们的重视。

【案例介绍】

治疗对象： 小欣（化名），女孩，15岁，瘦弱内向，情绪低落，抑郁，自责。

案例背景： 小欣父母均为农民，小学文化程度，家庭经济一般，家庭和睦。小欣为独生女。虽然家庭经济一般，但是父母从小对其非常疼爱，由于父母的文化程度不高，因此对女儿的学习要求很严格，期望很高，希望以后女儿能比父辈强。父母对其日常生活照顾得无微不至，什么事情都满足女儿，唯独对学习不敢放松，省吃俭用给女儿买学习用品，交各种补课费。小欣也很争气，一直以来都遵规守纪，努力学习，每学期都评为"三好"学生，而且成绩一直名列前茅，并对考上重点高中抱有很大期望。老师也十分喜欢小欣，让她担任班级的学习委员。她对自己要求也非常严格，力求各方面都做得最好。有时候考试成绩有点下降，她就会持续好几天郁郁寡欢。特别是进入初三以来，这样的情况变得更为严重。尤其是学校开始中考前的模拟考试，小欣在考前总是紧张担心怕考不好怕成绩不理想而焦虑，在复习时总是静不下心。还常常担心如果今年考不上重点高中，就没法向父母交代，也没有面子见自己的亲朋好友，所以在复习功课时也很紧张。后来小欣为了学习就1个月才回家1次。母亲也都尽量不影响小欣的学习，一般隔一周才到学校去看小欣，怕给她增加压力。但是每次考试，小欣还是焦虑紧张。只要一想到考试就十分紧张，心里非常烦躁，有时还有头痛和胃疼。甚至只要老师或同学提到考试的事，她就会有心慌、想吐等症状，而且晚上还常常躺在床上一个多小时也睡不着，就是睡着了也常常梦到学校考试时没有复习好不会做题而被吓醒。小欣小学初中学习成绩都是非常好的，从来都没有掉出班里的前三名。小欣一直牢记父母的话，只要学习成绩好，就能考上重点高中，然后上好大学，有好工作，以后的日子就不会像爸爸妈妈那样苦。自从进入初中以来，第一学年过得非常顺利，可是经过第三学年第一次十校联考就发生了变化。因为太想考好了，所以考试时特别紧张，进而引起胃疼影响了答题思路和速度，所以成绩排在班里第15名。小欣很不甘心，为了准备又一次联考，一直苦战，课间都在做题，每天晚上学习到凌晨12点钟后才睡觉，可是随着考试的临近，忽然又不自信了，题也越做越错，在考场上，一拿到卷子，脑子一片空白，更可怕的是开始胃疼、想吐，又吐不出来。结果联考又考砸了，在班里排名排在了倒数10名。小欣成绩下滑父母也非常着急，她常常听到父母的叹息，心里非常难过，觉得对不起他们。小欣心里越急越学不下去。学习效率很差，白天精神不好，上课根本集中不了精力，晚上睡不着觉，还老做考试交白卷的噩梦。而且脾气也越来越不好，情绪很不稳定。经常为一些小事情对父母发脾气，过后也觉得很过分。小欣很担心这样下去，成绩很快就会掉下来，就会考不上重点高中了。一想到这些，就特别难受。

心理诊断：考试焦虑、失眠、无心听课、恶心胃疼，结合测试检查，诊断为焦虑症。

治疗目标：沙盘游戏心理治疗，释放不良情绪，达到放松的目的，引导患儿探讨存在的问题并分析产生问题的原因，顺利度过青春期危机，学会从危机中获取经验，走向成熟，促使其人格得到健康的发展。

【治疗过程】

根据小欣考试焦虑的症状，治疗师根据患儿沙盘特征和行为表现，整个治疗分3个阶段共10次，第一阶段，问题呈现；第二阶段，问题转化；第三阶段，治愈。

（一）第一阶段（1～2次）问题呈现

第1次治疗，治疗师向小欣介绍沙盘游戏疗法的目的和作用。小欣有点疑惑地走向了沙盘，用手反复地触摸着沙子，并不去架子上取沙具。过了一会治疗师问她："现在有什么感觉？""凉凉的，滑滑的。"又稍停了会儿，小欣说："很温暖。"然后，她走向架子去挑选沙具，在沙盘里放下一个哭泣的小女孩，以及恐龙、狮子和蛇，然后又在小女孩的正前方放了一座山，还在沙盘的上方摆上了观音（图5-22）。

然后小欣开始讲沙盘的故事，她轻轻地说，一个孤独哭泣的小女孩在沙漠中行走，她太累了快要走不动了。这个时候，来了猛兽，把她包围了。她想逃走，可是陷在了沙子里，而且周围没有路，还被一座大山挡住了。

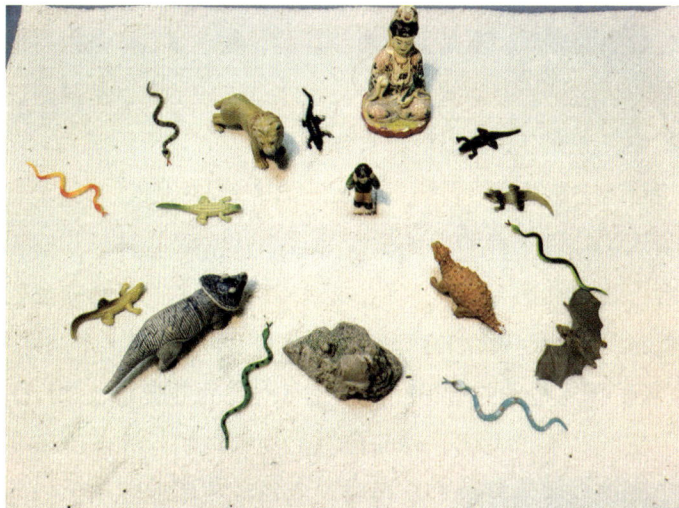

▲ 图 5-22　孤独恐惧受限的主题

　　沙具是个体意识和无意识的心像表现和象征的语言。因此，这个沙盘反映出患者内心空洞、孤独，也有是恐惧、痛苦和哀伤等情感的表现，体现了受限的主题特征。这里的限制是指患者被恐惧感所控制和限制，脱离现实生活。哭泣的小女孩，面对观音祈求救赎和帮助，或者对某事怀有极度的渴望。而沙盘反映出患儿的问题，这也是治愈的方向和线索，是患儿的自我救赎和自我接纳，是限制转变为包容和保护，转变为沟通和交流。

第2次沙盘主题，是一个哭泣的小女孩，跟第一次沙盘中的沙具相同，沙具的方向是患者跟治疗师之间的位置。这种情况体现的是一种回避状态，结合患者在沙盘过程中的表现，不是主动来沙盘室，刚进沙盘室是很不情愿的，而是治疗师的热情接待她才进去的，在玩沙盘的过程中，当她寻找哭泣的小女孩沙具时，表现出不高兴，抱怨自己不愿意来，行为举止反映出害羞和烦躁，对此矛盾表现治疗师选择静静地感受和接纳。治疗师对患儿的包容，让患儿感到安全，她说话渐渐地增多了，话题是抱怨自己、否定责怪自己。于是，治疗师向她提了个问题："考试焦虑是你的错吗？"治疗师对此问题又与她进行深入交流。不过大部分时间都是治疗师在引导和倾听患儿的诉说，帮她释放自责情绪。逐渐治疗师觉察到他们的关系经过交谈已在拉近，治疗的信任关系得以建立。

（二）第二阶段（3～8次）问题转化

第3次沙盘作品的人物发生了改变，原先那个哭泣的小女孩变成了一个穿军服的女兵，看上去像是在休息，这是患者自我意象的积极转变。虽然沙盘仍然较空旷，呈现的是孤独和被忽视感，但有象征生命力的植物、象征滋养和培育的水果和象征能量的公共汽车等积极意向出现，这都预示着患者积极转变的准备和潜力。

第4次沙盘作品，主题是沟通和能量受限，汽车在大山中行驶，火车没有轨道（代表潜意识）但有受限。有象征孵化再生的沙具出现，水中有成双成对的鱼、龟、青蛙（这是意识和无意识的象征含义。因为水能滋养流动，鱼在水中游代表自由，龟和青蛙代表孕育再生的象征含义，表明患者开启新生活等仪式的象征意义）。因此，可以推测，患者内心渴望得到关注，她将开始探索潜意识、整合意识和无意识的旅程，但这个过程令她害怕并回避，所以她还需要时间做准备。

第5～6次沙盘，呈现主题是她们都快乐，我也想快乐。第5次沙盘作品出现各类动物在草地上，欢快、自由，没有攻击和伤害。治疗师已能感到患者的放松，是在开始为旅程储备能量。第6次沙盘里的动物相比第5次沙盘有所增添，猎人手持弓箭坐在树上打猎，这是患者自我能量增长的表现，因为弓箭有攻击、保护等象征含义。另外，一个人如果愿意接纳自己的攻击性，那她就能表达出愤怒，也就不会总是攻击自己。患者这次治疗结束后，治疗师得到家长和老师的反馈，患者的焦虑症状减轻了，跟同学和家长交流增多了。因此，小欣在沙盘游戏中的改变，在现实生活中已得到了体现。

第7次沙盘主题是危难途中，患者准备了3次的沙盘游戏的旅程终于开始了，虽然是"危难中"，但都是直面新生的危难。沙盘上第一次出现大幅度变动，机动车在大沙漠上前行不再受限。在机动车中的女孩似乎像是睡觉，从无意识大沙漠里、从自信中汲取能量，并且将和机动车一起进行探索无意识之旅。

第 8 次沙盘，患者虽然在沙漠上让人觉得孤独，但是车内储备的食物是充足的，这象征患者在处理现实生活中的问题的能力在增强，自我力量在成长。个体是孤独的，但只要自己需要，就可以得到别人的支持和帮助；如果不愿意接受帮助，也可以回到自己的沙漠中来。这也是患者对自己孤独焦虑状态的接纳，她的身心关系和人际关系变得更加灵活、随畅，慢慢向治愈阶段发展。

（三）第三阶段（9～12 次）治愈主题

患者每次都非常主动，都带着问题和目的而来，表明她的内在治愈力在发挥作用。每次治疗都花了较长时间探讨显露的创伤问题。问题的暴露即是疗愈的显现，沙盘游戏帮助患者无意识内容意识化，积极探索解决途径，因此她的症状得到较快地改善。

第 9 次沙盘主题是忍气吞声，沙盘呈现出凶恶的动物欺负弱小的动物，结果，弱小的动物被猎人救了。这个沙盘作品引出了对现实问题的看法，如父母对她的学习寄予过高要求，方法是否合理等问题，面对此问题自己应该怎么办？自己是否该生气？经过探讨，结论是父母的过度要求，不是我的错，我做不到，我可以选择生气或发泄说出来，但不能封闭伤害自己。

第 10 次沙盘主题"蜕变"，患者反映出强烈的内心冲突，可能是新获得的认知与旧的认知和习惯之间的矛盾和冲突。这次患者在沙盘中修了一条路，公路上有来往的汽车，在公路上还摆放了交通柱来保证交通通畅。这次还出现了菩萨人物，还有父母的形象，但与她隔了一段的距离。沙盘作品预示着患者心灵的整合和精神蜕变，一个较大的转变即将开始。

第11次沙盘主题"转折"，在最初沙盘出现过的"哭泣的小女孩"，在这次沙具中变成了一个与父母在一起的小天使，场景温馨。本次沙盘引出来的现实话题是，患儿因得到父母的肯定，她明白了让自己痛苦、难受的根源，在心里的委屈和害怕在此刻得到了慰藉。患者这个时期在学习上进步很大，失眠症状已改善，与同学交流也增加了。

第12次沙盘作品主题"新生"，在沙盘中呈现的是学校学习场景，在沙盘左边两棵大树和一些小树，代表她的成长（图5-23）。在沙盘中间出现孩子们在学校的运动情境，代表她已在接受正常的学习。在沙盘上方出现教堂，代表精神追求。而在沙盘右边还有新郎新娘、圣父圣母、婴儿，这都象征患者内心的整合和新生，患者的恐惧、自责得到释放。她对治疗师说："我终于正视了自己心中的自责和自罪，并开始接纳自己。我明白了为什么要把自己封闭起来，不喜欢与人交流。"她转变了病态的自恋。最后治疗师向其班主任寻求反馈，患者变化很大，上课基本没有出现任何症状，情绪很好，与同学交往也很好,学习成绩一直在进步。最后如愿以偿地考上重点高中。

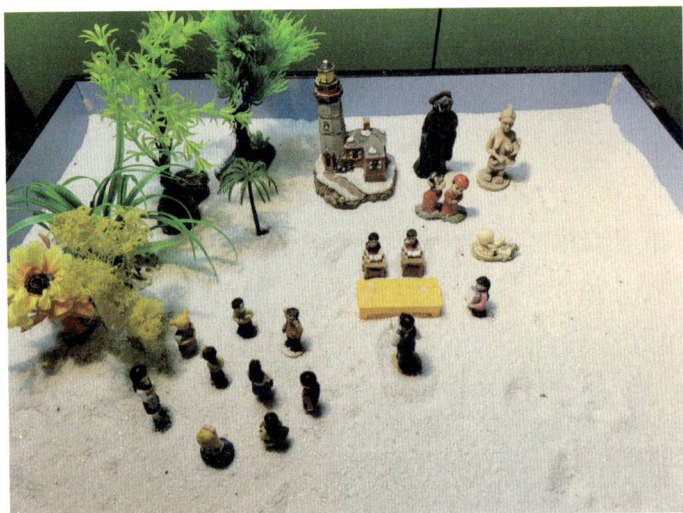

▲ 图 5–23　主题新生

【案例分析】

本案例的"优等生"患上考试焦虑症,主要表现为中考和考试焦虑等问题,出现高焦虑与低自信相联结,干扰了学习,影响了身体健康,这一结果导致二次性的问题和症状化状况:消极化、看什么都没劲、做什么都烦。更严重的是出现神经症状化,如失眠、连续做噩梦、脑子里乱七八糟、具有强迫性倾向。患者的表现有着深刻的家庭原因,爸爸妈妈对患者的学习寄予过度的希望和要求，使患者习惯于按他们的意愿生活，对自己的生活缺少目标和责任感，学习和生活都是被动的，为别人活着。一旦这一信念遭到破坏，患者就不再有别的生活目标，因此易于受环境的影响，对自我的责任感不强，这也是她形成强迫和依赖倾向的原因。目前社会上许多高材生、优等生或面临中高考学习压力的青少年也像可怜的患者一样，考个重点高中，然后考入高等学府，这对他们来说，是"将来生存发展的美味可口的食物"（生命线），但是要得到这份食物，他们就必须遭受各种"电击"（压力、焦虑、不安、失眠等）。于是青少年中许多人免不了像患者一样，神经兮兮的，甚至精神症状化了。

但是"青少年的危机症候群"并不是不可以逾越的，危机很多时候是一种"转机"，人是通过克服危机后向新的生活阶段前行才成熟起来的。"青少年危机"是一种"成长的烦恼"；"成熟和危机"，如何克服危机是青少年期成熟的重大课题。但并不是所有人都能克服危机达到自主的。因此心理干预、心理援助是一种有效的方法，是使青少年找到现实的对应机制，促进心身两方面发展的有效手段。

本案例考试焦虑症的沙盘游戏心理治疗过程中，首先得到治疗师的积极关注和共情，建立起了"接纳、安全、信任"的治疗关系。这种建设性的关系使患者感受到理解和支持，促使患者的治愈力量发挥作用，从情绪放松、自我认知角度出发，敢于面对无意识阴影、家庭生活环境的影响、各种深层次的苦恼，有勇气正视这些问题，积极探索寻找克服危机的途径。经过 12 次沙盘游戏治疗，患者终于驾驭出自己新的人生航船，顺利地完成了中考，最后如愿以偿地考上了重点高中。

（余文玉）

案例 13　校园"恶人"：品行障碍儿童的沙盘游戏心理治疗

导语

早期教育及早期所处的环境，对儿童期、少年期以至成人以后的品德和行为都有极为重要的影响。不良的环境与不良的教养方式，容易构成儿童的品行障碍。儿童品行障碍的常见形式有：固执违拗；情绪不稳定（如哭闹，喊叫，摔东西，踢人，咬人或以头撞墙等）；攻击性行为和违纪现象（如拒绝上学，逃学，破坏纪律，离家出走等）；对人敌视；扯谎；偷窃；早恋等等。本案例是 11 岁男孩鲁浩（化名）从患有品行障碍到心理治疗康复的整个过程。下面将对本案例做详细介绍，希望引起家长们的警戒。

【案例介绍】

治疗对象：鲁浩（化名），男孩，11 岁，小学五年级。

问题主诉：打架，偷窃，逃学，成绩差，脾气暴躁。

案列背景：鲁浩 5 岁时父母离婚了，跟父亲生活。父亲是电器店老板，在经济上很宽裕，而且人脉很广，平时给鲁浩许多零花钱，但是对他的教育不闻不问。他父亲想法是只要钱给够了，鲁浩的物质先得到满足了，他的责任就尽到了。所以，鲁浩的要求都会得到满足。物质生活得到满足了，鲁浩养成了许多坏习惯，游手好闲，不劳而获，不爱学习，喜欢逃学，学习成绩差，内心十分凶恶，性格脾气暴躁，很容易暴怒，如谁不小心招惹了他，他会想方设法报复。经常与初中一些坏孩子在一起，在校经常参与打架，说谎，偷家里和别人的东西，是学校的"恶人"。

鲁浩的不良品行，学校要求父亲带孩子到治疗机构去进行心理行为干预。鲁浩来到了儿童医院心理治疗室，经过病史的询问及相关检查诊断为儿童品行障碍，进行心理行为干预。由于处于小学阶段的孩子未完全能够用语言来表达自己的内心世界，采用沙盘游戏疗法开展心理行为矫正。沙盘游戏疗法能够触及儿童最深处的思想感情，并能够在无意识的状态中解决问题。沙盘游戏疗法的游戏成分，能唤醒儿童对刚刚过去的儿童期的诸多美好回忆，会起到较好的治疗效果。

【治疗过程】

鲁浩沙盘游戏治疗分 3 个阶段共 48 次，第一阶段，创伤主题。在早年曾遭遇失败家庭、父母离婚受伤害的个案中呈现。第二阶段，转变主题。经过沙盘心理治疗，创伤主题向积极方面转化。第三阶段，治愈主题。随着治疗继续发展，治愈主题逐渐更加丰富和显著。

（一）第一阶段（1～8 次）创伤主题

第 1～8 次沙盘治疗，鲁浩非常躁动、狂烈，他把治疗室的许多沙具都尝试了一遍，直到非常疲惫为止。而且在取放玩具的过程中情绪表现十分愤怒，他的愤怒和矛盾心理主要是因为早年的经历。治疗师这个时候并没有分析和探究他扭曲的心理，而是鼓励他自我表达，相信沙盘游戏的重要作用会在沙盘游戏作品中显现出来。

第 9～20 次沙盘治疗，鲁浩都是将沙堆成山，然后使劲挖山洞形成火山形状，并且嘴里开始絮叨着"不喜欢、打死他、打死他"。鲁浩创造的火山是四面环水的孤山，他把一个个螃蟹放在火山下，然后将沙子推下，把螃蟹深埋，又将螃蟹重新挖出重新造火山，这样反复几次感觉不妥，于是又进行动作，把沙堆成坟包，把警察放在沙山上。鲁浩这个时期的作品反映了一个男孩与攻击性和依赖对象的斗争，他的内心斗争主要是父母离婚导致他与母亲分离焦虑产生的矛盾，持续在沙盘中呈现出来。此外还有战斗的情境，他选择坦克、装甲车、军车、机枪等放到警察背后并深埋，然后将一个黄色士兵放在警察对面。他选择了 4 个士兵放在警察的背后，基本上都是半埋着身体，就这样结束了沙盘作品（图 5–24）。

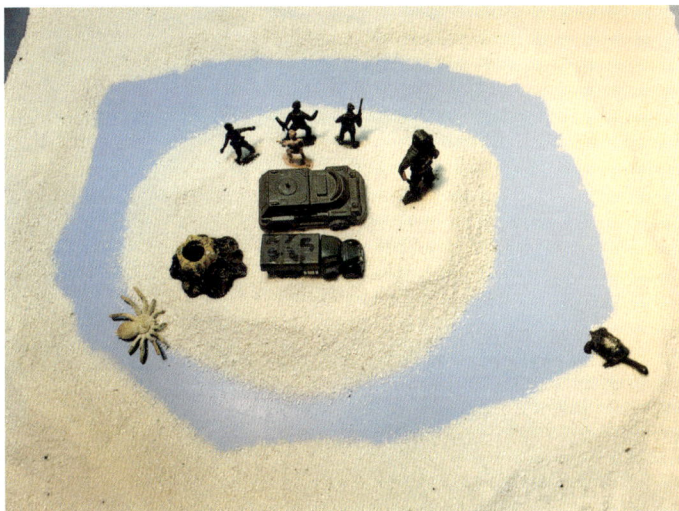

▲ 图 5–24　创伤主题

鲁浩对治疗师讲他的沙盘故事，警察是坏人，他只有一个人。所有武器是自己的，部队也是自己的，黄色兵是自己的，旁边射击兵是他的妈妈，小乌龟是爸爸。我们在和警察打仗。最后我们赢了，警察死了。

在接下来的几个月里，鲁浩的沙盘反映的都是他受到的创伤、失败、痛苦的作品。沙盘中的沙具呈现的是混乱、分裂和危险，如一个浑身是血的孩子躺在担架上，一个孩子被放在恐龙的嘴里等。在鲁浩的一次特别的沙盘作品中一开始就是战车、坦克等，并注意到了士兵内在的攻击性非常突出，他没有刻意掩饰，把沙盘分成了两边两支部队，两边配备的武器是均等的，在摆放沙盘时还自言自语，处于很兴奋的状态，而且动沙的力度很大。鲁浩在沙盘中感到非常的自由和安全，所以非常放松地在沙盘中充分地表达自己。鲁浩在自己的意识和无意识间战斗，通过沙与玩具释放内在的攻击性。鲁浩把自己的注意力集中在士兵上，一次拿了许多士兵放在沙盘里，并将他们全部掩埋，有的只埋了半身，有的埋得深一点。他不停地将士兵和重武器变换位置（这是对自我的不断否定），逐渐两边的力量不均衡了，这时鲁浩的情绪也崩溃了，表情也开始紧张了，一边摆沙盘一边问规则，"可以这样吗？可以那样吗？"表示对规则不适应，对于宽泛的环境不习惯。慢慢地鲁浩开始击倒一个士兵，然后逐个击倒。再推倒大炮，还将中间的水域掩埋，又拿起大炮放回到沙架上，还将所有倒下的士兵逐一扶立起来，然后又再击倒，这样反复两次完成了沙盘。

第20次沙盘作品，鲁浩告诉治疗师沙盘的故事叫《残酷的大战》，自己是沙盘中间的坦克，右边是自己的队伍，左边倒在地上的是自己的妈妈、老师和同学，战斗结束了，右边就是自己这边赢了。

鲁浩的沙盘象征意义代表了他正在经历痛苦的内心

斗争，即无法压制的攻击冲动总是刺激着他，即害怕对母亲的依赖、对依恋的渴望和争取独立的焦虑的心理矛盾共同存在。

治疗师观察到鲁浩复杂的心理状况，意识到最重要的就是要充分利用他的创造力来达到治疗目标。放松、自由、安全的治疗关系有于利鲁浩表达内心斗争，引导他进行自我探索，让他完全理解自己复杂的心里矛盾——强烈渴望母亲情感的获取，以及冲动防御反应的一系列行为之间的关系。治疗师帮助他进行各种情绪和行为的讨论，之后鲁浩能够从自我探索中进行沙盘摆放。他在以后的沙盘治疗过程中，情绪比较平稳放松。

（二）第二阶段（21～40 次）转变主题

第 21 次沙盘，创作了一系列以船为主题的作品。大部分反映的都是风大浪大的大海，而且几乎每次作品都反映了远离大船的孤舟。在一次特别的沙盘作品中，在船的周围有了一个防护栏，它与沙盘作品前几次波涛汹涌的大海是分开的。鲁浩认识到了这副沙盘作品的象征意义，他说了对这幅作品的理解，这艘船需要逃离大浪，去寻找一个平安和安全的地方。鲁浩是以隐喻的方法说明自己在治疗中受到的接纳和鼓励。这是鲁浩在对治疗师的引导进行解释，于是治疗师接着说道作品的船和目前情况很相似。鲁浩这时已经有了很大的进步，他以前都是以回避和逃避的消极态度在对待。

第23次沙盘，鲁浩的沙盘治疗发生了非常大的转变，在沙盘上摆放的玩具数量，以及形式结构都比较清晰、有序，直接表明他正在思考的内容。在这个治疗阶段，治疗师的评论和提问来帮助他继续探究他已经放开的内心，当鲁浩利用沙盘来表达内心的感受——自己对外界越来越适应的时候，他的作品开始也有一些倒退，但对于他这样一个过去总是通过粗暴冲动来对待别人的少年来说，却又是一个巨大的进步。例如，他建造了一个车祸的场景，通过表达内心的恐惧来接受自我的象征——他很容易进入到一片混乱的死伤流血恐怖的情景中。但在沙画中他表现得情绪稳定，有交警在现场，有医务人员有序地运送伤员。而且他还在自言自语地说："不怕！都有办法！"这暗示他希望自己能继续成长，理解自己内心的痛苦和冲动行为，并找到代替的方法，这足以说明他清楚接下来的治疗目标。

第30次沙盘，治疗进入到了一个重要的阶段，治疗师试图深入研究鲁浩压抑的冲动，来帮助探究他的行为。但是根据他的一次沙盘反馈，他还需要延迟对压抑心理冲动的认知。治疗师明白，他还没有准备好，还需要时间。

第35～40次沙盘，最明显的反应是没有安全感的表现，这也说明鲁浩明白自己正处于沙盘治疗的关键期。在一幅沙画中表现非常明显——内心充满焦虑和压抑的

情境画，主题为战争与和平（图 5-25），在沙盘中呈现的
是河两岸对战的战场，对战的是士兵与海盗，沙盘中有
一座监狱，鲁浩说那是关押海盗的，还有两栋别墅，对
面有篱笆、圣诞树，以及一个孩婴。

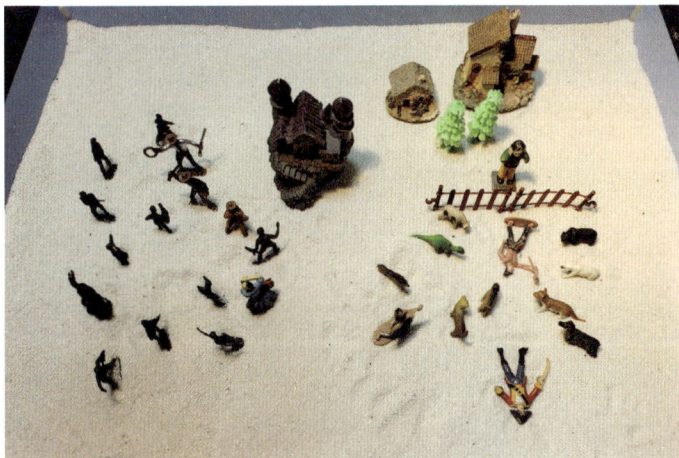

▲ 图 5-25　冲突斗争

　　沙盘显示了鲁浩内心的冲突，他描述说，自己是属
于海盗一方的，预示着对自己内心攻击性的道德审判。
因为海盗一般被认为是非正义的一方，家庭场景是士兵，
表明冲突来源和家庭有关，特别将小孩置身于篱笆护栏
之外，说明家庭没有起到保护作用。鲁浩在这个阶段持
续了几个星期，与内心冲突的防御力量和攻击力量做斗
争。鲁浩把从前的收获整合起来为最后的治疗阶段做准

备时，治疗师在他经历痛苦过程给予了鼓励。

（三）第三阶段（41～48 次）治愈主题

第 42 次沙画中，鲁浩有一副很重要的作品，在沙盘中有个人有一只胳膊，这表明鲁浩在继续与受伤的自我意象做斗争，继续专注于自己的冲动。半开的篱笆护栏正好在那个人的左臂的左边，在这副沙盘中篱笆忽然开始打开了，而且鲁浩也知道代表自己压抑已久的身体在开始打开了。这对鲁浩来说并不容易，在治疗中他需要很多支持，这次他给沙画取名字"纠结心灵的实话"，表明他在治疗中有所收获。鲁浩遇到了困扰，更重要的是他表达困扰的能力随着心理结构的发展越来越走向健康。他的超我也越来越强。

对治疗师给予的鼓励，鲁浩在沙画中的反馈是积极的。例如，他在用斧头砍倒篱笆护栏时，3 条恐龙包围着他，这表明治疗师虽然给他提供了砸倒护栏的潜在工具，但对阻止他的压力还存在，还需要继续进行自我探索。

第 46 次沙画，鲁浩的沙盘治疗最后重点转到如何努力稳固取得的最大疗效上来。在最后的 2 次治疗中他的沙画作品描述治疗的过程，在最后一幅画中，表达了他对自己发生改变的感受，鲁浩很肯定地告诉治疗师"自我表达是治疗的关键"。他在沙盘中创造了一个"森林世界"，这里有绿色的植物，还有各种动物，它们都代表了生机与活力。沙画中新增的一架飞机已启航，象征着新征程的开始，表明他认识到还有许多需要解决的问题，但是他已经知道如何解决。

第 48 次沙盘治疗后，他的沙盘作品逐渐从创伤、仇恨、堕落、攻击、战争的构图转变为色彩斑斓、美丽和谐的大自然。他的沙盘森林世界主题鲜明、内容丰富。鲁浩的学习生活转变很大，他与家人同学、老师交流方式和学习方面都得到明显改变，能够与同学友好相处，过去的不良行为明显改善，并逐渐能够集中注意力听课，性格情绪平稳，学习成绩得到明显提高。

【案例分析】

（一）特点

本案例是一例典型的由于父母离婚导致的品行障碍的个案。患儿在经历了父母离婚造成的童年创伤，母爱的缺失、患儿与母亲分离的焦虑埋藏于潜意识之中，导致出现了种种问题，如逃学、说谎、打架、偷东西、学习成绩差等严重的品行障碍。

在该案例中，对鲁浩的沙盘游戏治疗过程就是一步一步促进其发生改变的过程。从开始对冲动行为的防御，到对内心的自我探索，一直到最后明白自我的发展方向。最初引起鲁浩沙盘游戏治疗的原因是他对现实逃避的消极态度，这正为他长期的压抑冲动找到了发泄的渠道，而且促使他成功地与治疗师建立了治疗关系。

在沙画中清晰地展现了鲁浩的内心斗争和他的矛盾焦虑。由于他对沙盘游戏逐渐产生兴趣，创造了大量的作品，而且基于自己的领悟，对这些作品进行了自我探索，与治疗师讨论了它们的意义，表达了许多内心冲突，在此过程中净化了心灵。他的沙盘治疗持续了 12 个月之久但是治疗师的耐心和鼓励使这个饱受困扰的少年根据自己内心的时间表形成了自己的表达方式。

在治疗的转折阶段，鲁浩开始用"象征物"表达解决冲突的方向，说明他的自我探索取得良好的效果，对治疗的目标有所领悟。当沙画提示治疗的进程遇到了阻碍，随着治疗的进展，鲁浩对压抑冲动产生了一种恐惧感，要求延迟对压抑冲动的认识。这就反映出鲁浩并没有为其做好准备，这种压抑冲动是一种独立自主的表现，如果要让压抑冲动得到满足，就必须冲破家庭的束缚和对母亲的依赖。由于鲁浩曾经历过被抛弃的创伤（失去母亲），而且当时没有处理好，所以他仍然感到有一种分离的不安全感，在沙画中也反映了当事人的这种感受。在沙盘中鲁浩反映出对治疗的矛盾情绪，一方面，他清楚治疗可以帮助他摆脱困境，促进他成长；另一方面，他又感受到治疗过程中不断自我探索带来的痛苦。与此同时，他也知道治疗对他的重要意义，因此虽然感到焦虑，也仍然不放弃。之后治疗师决定结束治疗，鲁浩在治疗最后所作的那副沙画中，再也没有能比画中的那条路更明确地指明方向，更能预测他的未来了。他通过沙盘治疗强调他的自我表达所得到的改善是很显著的。一个在治疗初期备受折磨的青少年，在治疗结束的时候已是一个成熟度更高、自我意识更强和自我监控很好的青少年。沙盘治疗帮助鲁浩完成并稳固了早期经历中阻碍他发展的一些心理特征。

（二）案例启示

该案例的治疗过程告诉我们，儿童家长、老师和其他教育工作者可以尝试通过沙盘这一非语言方式与他们沟通，深入了解他们的内心，对于青少年的自我探索和自我成长有着很大的帮助。该案例中的患儿就是如此，他与大多数的孩子一样，压抑着内心暴风骤雨般的冲动，不知道通过何种方式表达，而沙盘正是这样一种工具。所以沙盘是亲子沟通的渠道可以成为儿童与家长老师之间沟通的桥梁，以此促进儿童的自我成长。

（余文玉　胡　玲）

案例 14　"心不在焉"：注意缺陷多动障碍儿童的沙盘游戏心理治疗

导语

注意缺陷多动障碍（ADHD）是一种表现

与其年龄不相适应的，以注意障碍、多动和冲动行为为特征的心理行为疾病。ADHD 常合并其他疾病，如对立违抗性障碍、品行障碍、人格障碍、焦虑障碍、心境障碍和物质依赖等。该疾病易导致患儿学习困难、成绩差，与家庭成员和同龄儿童关系紧张、缺少自尊，患儿成人后容易有低职业、低收入、物质滥用、反社会人格等特点。目前，全球 ADHD 患病率为 1.2%～7.3%，男女比例为（3～9）∶1。我国 7 项调查 Meta 分析结果显示，学龄前儿童 ADHD 患病率为 4.31%～5.83%，估计全国有儿童 ADHD 患者 1461 万～1979 万。如果您的孩子也患有注意力缺陷多动障碍，家长们一定想知道以后又该怎么做。下面的案例将针对您的疑问做详细的解答。

【案例介绍】

治疗对象：琪琪（化名），女，10 岁，小学四年级。

问题主诉（妈妈）：自卑，学习困难，上课注意力不集中，走神，玩东西，记忆力不好，丢三落四，话多爱接嘴，情绪不稳定。

孩子最大问题是，1 小时的作业，要做 3 小时以上，会做到晚上 11 点。于是孩子做作业时，家长监督，做作业不专心，东摸摸西敲敲，很粗心，把 6 写成 9，把加写成减，把除写成乘。成绩与其他同学相比差距不是太大，但感觉学习是比较吃力的。随着学习程度的加深，到四年级她的问题就越来越明显。

刚开始发现孩子注意力不集中是在小学二年级，老师反映她上课总是爱动，但家长认为孩子嘛还小，爱动是正常的，并误认为是老师的偏见，就转学了。

三年级，孩子转到了新学校。老师反映孩子刚来上课的第一周，发言很积极，但上课上到一半的时间就开始不认真听讲了，总是自己在东画画西写写，还可以把小兔小猫等玩具玩上一节课，但不影响干扰别人，就是有很多小动作。琪琪的老师很负责，每周会叫家长到学校去好多次。

孩子升了四年级。随着年级的上升，教委对班级教学考核越来越严，对不及格的比例严格控制。孩子的成绩成了一个大问题，老师再宽容，也扛不住上级检查的压力，难免对不听话的孩子发脾气。老师找妈妈谈话，说自己也非常难过和内疚，这孩子无论批评多厉害，但每次看到老师，都非常有礼貌地叫老师。但教委对教学的考核是把学生成绩放在第一位的，成绩不过关，压力就会越来越大。孩子成绩越来越差，老师和学生的压力很大在今天这个快速运转的教育体制下，人与人之间基本的温暖和爱，都被异化了。

女儿有时回家偶尔也会说哪个老师不喜欢她，开始讨厌她了。妈妈责备她："都怪你自己，成绩不好，不专心学习，没有人会喜欢你的。"这时孩子会低下脑袋，并抗议道："可是我其他方向也不错呀，我还是很善良也很有礼貌的呀。"这时妈妈也无言以对。

孩子心理受到严重打击。社会规则是残酷的，孩子很努力想让老师喜欢她。她偶尔帮助做教室的清洁，会得到老师的表扬，没有能力改善自己学习状态的她，每次都非常积极抢着扫地擦桌子做清洁，争取被表扬的机会。有一天看见她情绪很低落，低着头，妈妈问她怎么了，她眼里流着泪水说："老师说只会做清洁有什么用？"

孩子们的世界有严格的等级制度，学习好不好，会受到不同的对待。孩子总是被老师批评，在同学面前自尊受到很大的打击。

随着孩子慢慢长大，自尊心也越来越强，但她依旧很难控制自己的注意力，好强的性格，加上学习成绩不好，以及长期被老师家长批评，她开始说谎，与同学关系不好，变得很懦弱和不自信。

看到孩子的成绩越来越差，而且还出现了心理问题，非常自卑，妈妈感到了异常的恐惧和焦虑。不能再拖延孩子治疗，要正视现实，不然会延误孩子治疗的最佳时期，一定要想办法，要到医院去给孩子治疗。这时妈妈心里非常坚定："一定要积极配合医生治好孩子。"

诊断：医生根据患儿的病情及各项检查和心理测试，诊断为注意缺陷多动障碍（ADHD）。

治疗措施：药物治疗同心理干预相结合。

心理干预采用沙盘心理行为治疗，帮助孩子释放压力，矫正不良行为，提高自信心。

【治疗过程】

治疗分三个阶段，共 24 次。第一阶段，混乱孤独自卑心理。第二阶段，爱的渴望。第三阶段，成长。

（一）第一阶段（1～8 次）混乱孤独自卑心理

第 1 次治疗，琪琪由妈妈陪同而来。妈妈 40 岁，很消瘦，面色憔悴，斑斑的白发见证了母亲的酸楚。琪琪身体瘦弱，低着头，胆怯害羞，回答问题声音很小。

琪琪跟治疗师来到沙盘室，治疗师示意她坐在椅子上玩一会玩具，但她不理治疗师，有点紧张。治疗师给琪琪示范玩沙子，并告诉她这么多的玩具你可以随意玩，没有要求。慢慢地琪琪比刚开始放松自然了一些，20 分钟之后，开始慢慢玩起了沙子，治疗师告诉她这些玩具都可以放在沙盘里面，还告诉琪琪沙盘就像一个大世界，这里有大海、蓝天、陆地等。

琪琪的第一次沙盘游戏是从"埋葬"开始的，她选取了家具，如沙发、桌子、柜子，把它们全部埋葬在沙子里。然后又拿了一个小女孩，没有站着，而是倒下的，先用沙子埋葬，然后又把沙子刨开，把小女孩、家具全都拿出来，又全都埋上，这样反复玩到治疗结束。这一次沙盘游戏中琪琪在表达她焦虑矛盾的心理。治疗师没过问琪琪，鼓励她自我表达。

第2～4次治疗，琪琪尽管细心地挑选了各种玩具，但只是把各种不同的玩具胡乱地放入沙盘中，没有图形和规则，随意性比较大。没有任何界限，没有任何联系。表明琪琪的内心是没有安全感的、混乱的状态。

第5～7次治疗，琪琪使用的沙具很少，把沙堆成一座山，选了一些石头、海螺和一棵枯树放在沙盘里，整个沙盘显得没有生机、没有活力（图5-26）。沙盘的下部分没有动，未触及沙子。沙盘折射出琪琪的自我评价较低，自我意识差，没人喜欢、委屈、难过的孤独自卑心理。

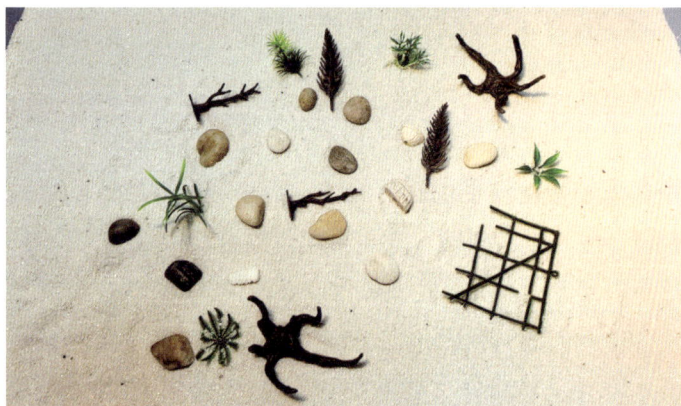

▲ 图5-26 主题无生机活力

第 8 次治疗，沙盘中海螺、贝壳、水晶、石头、枯树数量有所增加，而且在向中心移动，逐渐扩大向上发展，枯树栽在沙子里。沙盘下方沙面上有手印痕迹。此次沙盘游戏中，琪琪自我意识开始增强，能量开始出现、聚集，开始讲话交流，述说沙盘作品中的海螺、贝壳要钻到地底下是因为下面安全，水晶宝石已经钻下去，枯树要长大。这些都映射出琪琪安全感缺失，渴望寻求保护。

（二）第二阶段（9～20 次）爱的渴望

第 9 次治疗，沙盘中摆了一张婴儿床，床上躺了一个小婴儿，旁边有 1 盏台灯，没有人照顾婴儿，沙盘中摆了一条独木舟，但舟上没有人，舟下也没有挖出水面。在这次沙盘游戏中，孩子的船在陆地上，没有水，无法行驶，船上也没有人驾驶，反映出孩子动力缺乏，目标缺乏。床上的婴儿没有人照顾，反映出孩子现实的处境。孩子需要精神的关怀。

第 10 次沙盘，琪琪非常认真地用双手使劲攘沙，然后在沙盘中间扒出圆形的水面，然后来回推沙子，用了很长时间大范围转移沙子，用了 40 分钟，然后在沙盘中心摆上独木舟，在船上摆一个小女孩。又将船移到沙盘下方。在沙盘右边摆上一套桌椅，桌上摆有食物。在沙盘的右下方出现一小部分水面，水面在不断扩大，比上次的面积有所扩大。

本次沙盘游戏琪琪大范围移动沙子，反映了她在宣泄情绪，这也是调整情绪的过程，食物的出现是一种滋养，也是对食物的渴望，表明需要心灵的滋养。小女孩的出现，说明琪琪开始在无意识中关注自己，船离水面的距离更近了，这是一个良好的发展趋势。

第11～12次沙盘，都在沙盘中不断增加许多的水晶，呈圆形。琪琪开始在关注自己，她的自我意识在不断建立和呈现，沙盘右上角的枯树开始长出绿叶，这是一种生命的成长，右上角所体现的也是对社会的关注，她的现实感在逐渐加强。在与琪琪的交流中孩子开始出现了微笑。

第13～15次沙盘，这期间进步很大，沙盘作品左上角呈现出恐怖的蟒蛇，然后在前面用栅栏保护小鸡、小兔和小猫。沙盘左下部位用手指做了一个生日蛋糕。沙盘中有高铁在行驶。右上方有绿树，右下方是一条湖，湖中有鱼儿在游动。在这期间，通过沙盘可以发现琪琪开始深入无意识，而对无意识的出现又有恐惧感，如出现蟒蛇，然后用栅栏保护小鸡、小兔和小猫。做的生日蛋糕象征代表爱，这意味着琪琪无意识中对爱的渴望。

第16～17次沙盘，这是具有代表性的沙盘作品，琪琪在沙盘中摆上一座桥，说明她已经有交流沟通的意识，她主动告诉治疗师沙盘中的故事，并讲述了亭子就是休息的地方，人们如果累了就可以到亭子里休息。

第18～19次沙盘，这个阶段琪琪有很大的变化，最主要的是沙盘作品呈现出许多盛开的鲜花，还不断出现红心、五星，而且在沙盘中出现了环形的小河。这个阶段的沙盘都呈现出了生机，有一种生命的萌动。河水是流动的、循环的，这告诉治疗师，琪琪的自我能量开始出现。红心和五星又一次出现，说明对爱的渴望更加强烈，也是一种治愈的力量（图 5-27）。

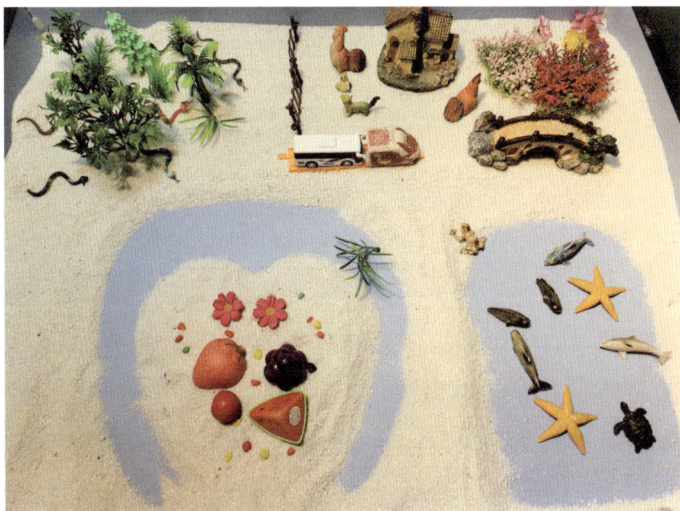

▲ 图 5-27　爱的渴望

第 20 次沙盘，琪琪在沙盘中挖出很多能见底的深洞，左上角的洞四周围了一圈栏杆，并有禁行标志。这表明琪琪对某些危险能够进行自我保护，中心的深洞上出现一座桥，她的意识和无意识开始连接、沟通，并且深入到无意识。右侧出现枯树和长成的大树，她感到这生机勃勃的希望和力量。沙盘四角出现的五星、红心表明她治愈的力量在继续加强。

（三）第三阶段（21～24 次）成长

第 21 次沙盘，重复出现深洞、桥、禁行的标志，新出现了一辆开向右上角的汽车，这体现了琪琪对现实生活的关注，对学校学习的关注，以及自身能量的启动，仿佛见到了汽车的动力。左上角的一束鲜花是献给治疗师的礼物。左下角出现一片水面，琪琪现在更加关注自己的无意识。

第 22～24 次沙盘，在沙盘治疗的最后几周里，琪琪通过认真努力的探讨，特别是对时间的掌控，加强了自控能力的训练和强化，找到了自己的归属感，进而获得良好的自我概念和自信心。在最后一次沙盘游戏中呈现的是沙盘下方修建了一个工厂，工人在工作。在沙盘的左方有 5 名圣诞老人，沙盘的正上方摆了一道彩虹横跨在路上。最后在沙盘的中心摆了一个学校，学生们在学习和运动。整个沙盘反映出对未来充满信心和力量。工厂里做工的工人、彩虹、送礼物的圣诞老人，代表的是琪琪内心的力量和整合，有曼陀罗意象。

在治疗将要结束时，和琪琪母亲交流时，得知琪琪在期末考试中进步很大，语文、数学和英语的成绩都是优秀。班主任反映，琪琪上课听课注意力明显提高，不再走神，做作业速度提高，并且与班里同学相处非常和谐。

为了更好地了解琪琪治疗效果的持续情况，治疗结束后半年的时间里，治疗师持续对琪琪进行了跟踪了解，他的父母反映琪琪没有异常表现，学习状况一直保持良好，琪琪的自我感觉和评价也非常的积极。治疗结果证明沙盘游戏是一种有效的心理治疗技术，它不仅对存在心理和行为问题的个案具有良好的治疗效果，而且对普通个案也具有很好的帮助与促进作用。

【案例分析】

（一）案例特点

患儿是一名四年级学生，注意缺陷多动障碍，这是儿童期常见的一类心理障碍，多表现为与年龄和发育水平不相称的注意力不集中和注意时间短暂、活动过度、冲动，常伴有学习困难、适应不良等。

琪琪在治疗前就出现各种适应问题，如上课注意力不集中、作业学习困难、自卑、情绪差等。琪琪由于注意缺陷多动疾病的原因，适应能力显然跟不上环境和学习变化的节奏，又缺乏合适的倾诉对象，内心积压的情绪问题逐渐严重，最终出现自卑心理，成绩越来越差。治疗师从两方面入手，一方面，培训家长，获得家长的理解和支持，与孩子共同成长；另一方面，对琪琪进行心理干预，帮助引导她宣泄和释放积累的消极情绪，修复创伤。

根据琪琪的年龄和心理情况，为她制定了沙盘游戏的心理治疗方案，以沙盘为工具，让她在和治疗师互动过程中自然地表达不良情绪和感受，逐渐修复心理的创伤，完成从对学校学习生活的不适应到逐渐适应的过程。

（二）治疗师的作用

治疗师调动琪琪母亲参与治疗过程，发挥了重要作用。治疗师在对孩子进行沙盘心理干预的同时，指导及培训琪琪的母亲。

- 告诉琪琪的母亲改善母子关系的重要性，是治疗中最关键的转化因素，孩子内在的动力才能发生变化。帮助提升家庭教育方法，指导对 ADHD 孩子的管理，包括：①正确地与孩子沟通，给予正面的指令，告诉孩子"应该做什么"；②为孩子创造良好的学习氛围，帮助培养孩子的学习兴趣；③树立时间管理意识，训练孩子有规律、有计划的良好生活学习习惯；④建立奖励机制，积分奖励，随时鼓励，培养自信心；⑤孩子表现不好时，不要唠叨，要限定时间纠正不良行为；⑥给孩子指令时，确定孩子注意力集中；⑦不要惩罚威胁孩子，不要简单粗暴，要有耐心，明确告诉孩子犯错误的后果；⑧理性看待孩子的错误行为，管理孩子要有连贯性，不能松一阵子紧一阵子。

- 在治疗师的指导培训下，妈妈学会了用更多的时间去陪伴孩子，了解孩子的思想和情感，对孩子非常宽容，学会了慢慢地解决问题，孩子的心灵深处发生了很大变化，表现为：①学习的积极性得到了提训；②孩子的自信心得到了提高，从过去一个不自信的孩子，变得越来越自信了。

- 琪琪在沙盘游戏中成长，24 次沙画中，从凌乱到有序，从孤独到阳光，演绎着丰富的内心世界，在游戏中培养了孩子的注意力，多动症状明显减少，自控能力明显加强，人际关系得到明显改善。

（余文玉）

案例 15　红红怎么不说话了：选择性缄默症儿童的沙盘游戏心理治疗

导语

　　选择性缄默症是一种精神障碍，是指已经获得了正常的语言功能的儿童，因精神刺激的影响而表现为在某些社交场合保持沉默不语的现象，其实质是社交功能障碍而非语言障碍。此症多在 3—5 岁时起病，女孩多见，缄默时可用手势、点头、摇头来表示自己的意见，或者仅用"是""不""要"等单词来表达内心的想法。拒绝讲话的场合一般是幼儿园、学校或在陌生人面前。为什么孩子会出现选择性缄默症呢？随着社会压力、社会矛盾和家庭问题的增多，孩子性格内向和害羞等一系列引发选择性缄默症的因素也在增多。行为学家认为，儿童选择性缄默症是他们处理与环境之间关系的一种行为表现，沉默对孩子来说是一种最有利的自我保护工具，特别是那些还没有学会适应环境变化的孩子，当他认为自己所处的环境会给自己带来紧张感的时候，缄默成了他们最直接的本能反应。那么孩子患有缄默症，该怎么治疗呢？常用方法包括心理治疗、行为治疗、家庭治疗、学校和社会环境共同联合治疗等，效果尚可。下面为大家详细介绍一例儿童缄默症的心理康复治疗过程。

【案例介绍】

治疗对象：红红（化名），女，4岁半。

问题主诉：红红就读于某幼儿园中班，在班内性格内向，不活跃，不合群，情绪不稳定，喜欢哭泣。近半年来，不想上幼儿园，在幼儿园表现得情绪紧张、焦虑，不愿与老师和小朋友说话，当得到周围的人关注时，她会立刻转过头去，当老师要拥抱她时，她总是抗拒老师，并以推、弯腰低头、转头等动作来拒绝。红红在家除了跟奶奶说话较多外，很少和爸爸妈妈、爷爷交流。曾到医院检查，结果发育正常，没有智力、听力、语言等能力的缺陷。

初步诊断：根据 DSM-5 标准，在某些特定的需要说话的社交场合中不能说话（尤其是幼儿园、学校），但在其他场合却能说话，此种症状持续 1 个月，影响到个体的学习和社交功能，结合初到沙盘时的恐惧不安和回避等表现，红红的心理问题被诊断为选择性缄默症。

治疗措施：运用沙盘游戏进行干预，是目前被认为最适合选择性缄默症的心理治疗方法。治疗过程，包括沙盘游戏和家庭重要成员访谈两部分，每周 1 次，每次沙盘 50 分钟。将治疗过程分为 3 个阶段，共 20 次。第一阶段，问题呈现；第二阶段，转化成长；第三阶段，治愈阶段。

【治疗过程】

（一）第一阶段（1～8 次）问题呈现

第 1 次治疗，治疗师向红红介绍了沙盘游戏的玩法之后，为了让她放松，特别向红红强调，你想怎么玩就怎么玩。红红没有给予治疗师回应，站在沙盘旁，不说也不动，眼睛直直地盯着前方，没有看屋子也没有看玩具。为了表示对她的理解和接纳，治疗师陪伴在她身边。20 分钟后，她稍微熟悉了环境，开始玩沙，反复将沙子推平、再堆沙，重复这一简单动作。在这次整个沙盘治疗过程中，红红没有放置一个玩具到沙盘中。

第 2 次沙盘治疗，红红仍同第一次一样，没有说一句话，治疗师为了与她建立信任关系，继续接纳、尊重和陪伴，告诉她："你觉得怎样舒服，你就自己选择做什么。"第二次同上次一样，玩了一节课的沙子。

第 3～6 次沙盘，期间红红进行了两次个人治疗，两次和妈妈一起的治疗。治疗师安排将妈妈纳入到治疗中来，目的是让红红妈妈了解孩子的生活。同时，让母亲对红红产生共情，获得母亲对红红的情感支持。在沙盘治疗中，红红仍然不说话，对游戏室的玩具依然毫无兴趣，只是自己反复地用手在玩沙子，但比前几次在沙盘室里的时候显得更加轻松愉快。

第 7 次沙盘，患儿一开始玩了一会儿沙子，然后就把自己的手埋在沙堆里，10 分钟后，开始去沙架上拿了许多的植物，并且非常散乱地把它们埋在沙堆里，然后又挖出来，就这样重复地玩到治疗结束。这次沙盘的主题是孩子在表达她内心的混乱秩序，以及受限的感受。这需要父母尤其是妈妈给她更多情感上的滋养和支持。

第 8 次沙盘，患儿仍然在玩沙子，10 分钟后，才慢慢去沙架上取下一个小婴儿放在沙盘里，然后又去拿了许多凶猛野兽放在离小婴儿不远的地方。后来患儿就不停的用沙子把小婴儿埋藏起来，又非常焦虑地把小婴儿挖出来，就这样反复地进行这个动作（图 5-28）。治疗师看到患儿表达了他内心的恐惧和无助感，非常关心问她："这个孩子是你吗？你一定很害怕。"孩子看着治疗师，表示赞同地点了点头。治疗师说："让你的爸爸妈妈来保护你吧。"在孩子同意的情况下，治疗师把象征父母的沙具拿过来，放在情境中的小婴儿旁边，把野兽移远一些。然后还与孩子母亲进行深入交谈，分析了孩子在沙盘中投射出来的危机四伏的恐惧情境，告诉母亲目前孩子内心的安全感极度的低，并指导家长需要走进孩子的内心世界，去多关心、陪伴和沟通。

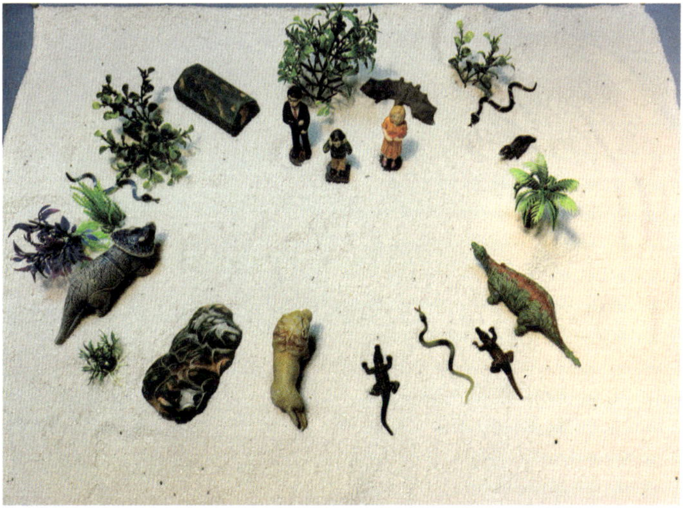

▲ 图 5-28　恐惧

（二）第二阶段（9～20次）转化成长

第9～10次沙盘，治疗安排了患儿母亲陪伴孩子。第9次沙盘，孩子自己很主动地挑选了一只羊放在两层的围栏里面。治疗师问孩子，这只羊被圈禁了，不自由，你很难受是吗？孩子点头表示赞同治疗师的问话。治疗师引导母亲去领悟孩子心灵的表达——日常生活中关心较少，限制较多，自由发展空间受限。指导母亲帮助孩子打开羊受困的围栏，让孩子感受到自由和解救。这时患儿看着妈妈，脸上露出了久违的笑容。第10次沙盘，患儿在沙盘中摆了一个妈妈只顾自己在照镜子，而宝宝却远远地自己躺在一边的场景治疗师对孩子说："宝宝没有妈妈的照顾，宝宝心里好难过哦。"孩子很难过地点了一下低着的头。这时妈妈内心受到了强烈的触动，去拿了一个象征妈妈形象的沙具拥抱宝宝。治疗师问孩子："这样宝宝感觉温暖一些了吗？"孩子这时很轻松了，嘴动了一下，但没有发出音。

第13次沙盘，患儿玩沙具的数量和类别都有变化，且出现了烹煮食物的工具。这意味着患儿自我疗愈力开始了，在发生转化作用。

第16～19次沙盘，在第16次治疗的时候，患儿开始积极主动探索其他沙具。在沙盘中出现了大面积的绿色植物，这代表生命成长的动力。另外还有一个婴儿端正地坐在椅子里，相比前面的俯卧在沙盘里的婴儿，这是一个较大的转变。但是之后在幼儿园老师试图强迫她说话，没有成功。她母亲也对她迟迟不肯在幼儿园说话表现出了担心和急躁。治疗师理解母亲和老师的担忧和失望，但他们这种过分关注的方法是没有成效的。患儿在后两次治疗中，情绪较差，在沙盘室表现出忧郁和被动，没有拿任何玩具玩，只是在治疗师的身边坐着。第19 次治疗，患儿情况在改善，开始在沙盘里摆了很小的一块牧场，还有许多重型机械逼近牧场，说明她感觉自己内心平和的部分被侵占和扰乱剥夺了。患儿在单行道上摆了两辆相对行驶的小车，说明她感觉自己的能量是被阻滞的。所以在现实生活中，要学会等待和多给孩子留一些独处的时间和空间。

第 20 次沙盘，患儿在沙盘中开始将沙分为两部分，左侧摆了许多房子，右侧是各种花草。此沙盘作品反映患儿内心世界的变化，象征着对自我的持续关注。

（三）第三阶段（21～24 次）治愈

第 21 次沙盘，患儿在沙盘中间创造了一条向左流的河，河中有游动的鱼。河两岸是一些花草树木，在沙盘上方有一排房屋，河的右边第一次出现了桥。桥的作用是连通，作品中桥始终连通河两岸，象征着意识和无意识的交流与整合。

第 22 次沙盘，患儿到另一个沙盘里，创造了与上次类似的江河，但首次出现两岸的人物，象征自己和母亲的人物分别在河两岸。表明患儿在人际关系上慢慢地发生改变。

第 23 次沙盘，与上次的沙盘类似，河中增加了两只船，象征自己和母亲的人物在船上，右上角为花区，右下角增加了果实（图 5-29）。作品中出现了交通工具—船，沙盘中出现交通工具时，预示着患儿心理在发生变化。这时患儿已经开始与治疗师和母亲交流了。

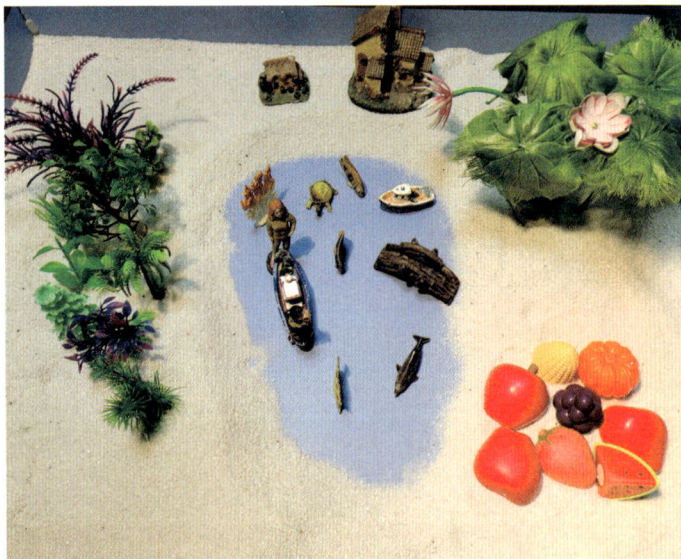

▲ 图 5-29　转变

第 24 次沙盘，与上次类似，承载象征自己和母亲的人物换了艘大船，并在人物旁分别放了一把伞，呈现下雨的场景。下方增加了更多果类和花草。在此次作品中，患儿用伞作为遮雨工具，伞是寻求保护的象征，显示对爱的需求。

后续追踪，最后一次治疗结束了。1 年后，治疗师通过与患儿妈妈的交流了解到，患儿现在已经上一年级了，在学校和其他场合都说话，学习成绩也很好，关于她曾经的说话问题，没有再复发过。

【案例分析】

本案例中选择性缄默症患儿经半年的治疗取得良好效果，这全归功于沙盘游戏治疗的机制和治疗师及家人的配合。

（一）治疗机制

第一，缄默给治疗造成了困难。沙盘的非言语特性提供了让患儿安全表述和探索自我的空间。

第二，通过象征性的沙盘游戏使患儿无意识内容意识化，实现了深层次的心理治愈，患儿的幼儿园适应和亲子关系的变化只是其自我强度加强、自信得以发挥的结果。

第三，患儿对于自我和现实世界的信任关系存在障碍，重新建立关系需要过渡性客体，沙盘、玩具、沙、治疗者充当了这样的角色。

第四，沙盘能引发未处理的过去的创伤无意识记忆，患儿面对沙盘，哀伤经验会浮现出来，沙盘唤醒了患儿的自我治愈力。

第五，爱需要的是有人陪伴，无需给予建议。沙盘治疗师静默的见证，共情理解的态度，使患儿在自由与受保护的空间中自我治愈。

（二）治疗者的特点

第一，理解和分析沙盘治疗须关注患儿案例沙盘的全过程。本案例治疗的进展是缓慢的，治疗师容易对患儿的一次或几次沙盘作品进行孤立的分析。每个治疗者都有治愈内心的节奏。

第二，治疗者的个人体验和结果是治疗的重要支持。在长达半年的治疗过程中，治疗者在了解缄默的深层原因，治疗过程的缓慢和停滞，治疗何时结束，治疗的短期与长期目标，治疗者的有限性，治疗中的反移情等方面，均获得了持续的支持和指导，治疗者也一直作指导陪伴进行沙盘体验，这些都促进了治疗者深入地理解患儿。

第三，治疗患儿的工作给治疗者既带来满足感又带来挑战性，对不熟悉儿童治疗的治疗者来说，儿童制造出来的作品和制造过程会令人困惑。除此之外，儿童缺乏领悟且很难用言语表达发生在内心世界的事，这些都会让治疗者产生挫败感。治疗者需要把自己放在儿童层面与儿童一起工作。

（余文玉）

案例 16　喜欢做"怪相"的男孩：抽动症障碍儿童的沙盘游戏心理治疗

导语

　　抽动障碍起病于儿童和青少年时期，主要表现为不自主的、无目的、反复的、快速的一个部位或多部位肌群运动抽动和发声抽动，并可伴发其他行为症状，包括注意力不集中、多动、自伤和强迫症等。抽动障碍的病因尚未明确，病程不一，如长期持续，可成为慢性神经精神障碍。病因包括遗传因素、神经生化因素、器质性因素、心理社会因素等。治疗选用药物及心理治疗。抽动障碍严重程度不同，给患儿自身、家庭带来干扰和伤害也不同。抽动症状本身也是很多心理困扰的原因。因此，除药物治疗之外应配合心理治疗，并帮助其家长及教师理解患儿不自主抽动症状的特征和性质，获得他们的配合和支持。下面与大家分享一个抽动障碍患儿通过治疗达到康复的案例。

【案例介绍】

治疗对象：小林（化名），男孩，9 岁。

问题主诉：两个月前开始频繁眨眼睛、耸肩、清嗓子、骂人、说脏话等。

案例背景：一家三口人，家庭比较富裕，父母是国企的中层管理人员，对孩子要求很严格，在教育方面投入很大，花钱给孩子报了各种辅导班和兴趣班，如语文、奥数、英语、美术、象棋等。孩子的课余时间都被安排得满满的。有时为了完成补习班的作业，常常晚上 11 点多钟才能休息。小林性格很内向，人也聪明，成绩一直很好。但是在三年级下学期成绩开始下滑，上课注意力不够集中，常常上课打瞌睡，脾气变得易怒。两个月前，又开始出现频繁眨眼睛、耸肩、清嗓子等问题。父母觉得是孩子调皮，还教训了几次，不仅没改，而且还越来越严重，甚至出现了骂人和说脏话的行为，家长很担心很紧张，带孩子来到儿童医院神经科就诊。

诊断：经过详细询问病史，进行全面的神经系统检查、心理询问和生物化学检查等，诊断为儿童抽动障碍。

治疗措施：药物治疗结合沙盘游戏心理治疗。目的是减轻症状，改善功能，进行认知行为矫正，最终完成自我整合。沙盘游戏心理治疗分 3 个阶段，共 16 次治疗，每周 1 次，每次 1 小时。

【治疗过程】

（一）第一阶段（1～5 次）焦虑孤独

第 1 次治疗，小林走进沙盘治疗室，一下被沙架上

的许多小人、房子、公共汽车、军械武器、家具、植物、
动物等玩具吸引了。他感觉这个地方肯定很好玩，对沙
盘很好奇。治疗师观察到小林的心理反应，非常热情地
立刻带着小林在房间四处看看，让他欣赏沙架上的玩具，
并告诉他这些玩具可以随意放在沙盘里，想怎样玩都可
以。小林非常高兴，立即从沙架上取下一辆卡车，在沙
盘中疯狂地来回行驶，一直玩到了下课。

　　第 2～3 次治疗，小林的沙盘作品都显得很混乱。第
一幅沙盘中散落着许多小孩子，被动物野兽们追赶。第
二幅沙盘在一个原始森林里，一群凶猛的野兽包围了一
个无助的小孩子。这两次沙盘游戏里现的内容充满危险
（图 5-30），表明小林内心的焦虑和受到的伤害。

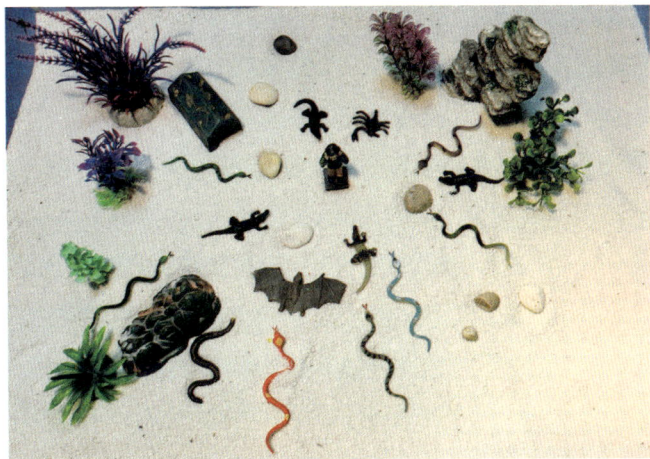

▲ 图 5-30　充满危险

第4~5次治疗，根据小林的讲述，第4次呈现的是在一个大房间里只有一个孤苦伶仃的孩子。第5次是在一个空旷的地方，也是一个孤零零的孩子。小林告诉治疗师，这个孩子就是他自己。

（二）第二阶段（6~10次）转化

第6~7次治疗，小林用双手花了很长时间往下一直深挖，去触碰沙子，去创造出一个狭窄的海湾。这两次沙盘象征着小林无意识的焦虑和固有的能量开始流动了。水象征着滋养、流动，表明小林的转化将会发生。

第8次治疗，小林摆放的沙具数量在增多，在沙盘中出现了挖土车、大卡车，然后在河上修了一座桥，河中有青蛙、游动的鱼儿、小鸭、绿色植物、鸟儿、蝴蝶、天使、婴儿、搬运工、学生。

小林主动向治疗师叙述，一个婴儿安全地降生了，大自然中有很多可爱的动物。这次沙盘游戏进步很大，作品象征着生命力，绿色植物增多，特别是婴儿的安全降生，小林的潜意识在自我成长和重建自我的意象。鸟儿和蝴蝶是转化和修复能力的体现，也表达了重建学习次序的愿望。

第9次治疗，小林很开心地说，这次沙盘作品中最满意的是冬眠的海龟，因为海龟代表的是他自己。还有灯塔，灯塔是给人指引方向的小林沙盘的意向表明他的内心比较宁静。因为海龟有一层保护壳，灯塔是自我心理光明的象征，也是指引他前行的精神追求。

第 10 次治疗，沙盘作品呈现了小林挖沙修建了一条河，有游泳的孩子，河边有草丛、房屋、桃树、卡通儿童、青蛙、小鸟、椰树、叮当猫、玛丽和游戏。作品完成后，小林认为他最满意的部分是机器猫分桃子，最有意义的部分是小鸡追青蛙，此沙盘意象表达了小林回忆他童年的幸福时光，在沙盘游戏中寻找到了那心灵的快乐。整个沙盘作品体现的是童趣和生机勃勃的感觉。

童年的游戏也是反应灵性和创造力的摇篮，同时也在抗拒今天的功利性学习，这种学习占据了孩子太多的时间。叮当猫在沙盘中的出现，说明小林有办法解决自己的问题，有能力将获得的心理成长整合到现实生活中。

（三）第三阶段（11～16 次）整合

第 11～16 次治疗，小林最后 6 周的治疗提升了内在的生活学习的信心和力量，生活和学习的状况也得到了调整、抽动症状改善明显。沙盘作品以自信为主题，即在沙盘游戏中将制作的能量集中于一点并高度精神实现的沙盘作品（图 5-31）。6 次作品极为相似，除了延续大量的动物、植物和人物的使用外，还加入了色彩斑斓的花卉。沙盘作品中的花表达了小林对鼓励、理解、奖赏的渴望，第 11 和第 12 次治疗后，小林主动与自我展开对话，对自己进行了更深层次的探索，了解到内心深处渴望被关注和认可的需要。作品表达了对自由的需要，以及再次面对过去的经历。再次面对，这是孩子心灵成长的表现。作品用鲜花和果实作为对自己成长的肯定和鼓励，并将花朵的朝向由外转向内，表现了对自我的接纳和认可。

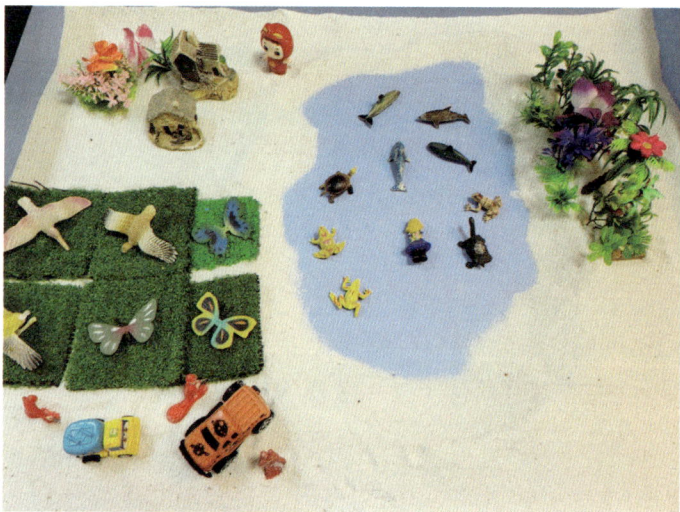

▲ 图 5–31 整合

【案例分析】

（一）抽动症障碍与儿童沙盘游戏疗法

本案例中沙盘游戏疗法对儿童抽动症治疗效果明显。这需要患儿的高度配合，否则，强烈的阻抗就会使治疗功亏一篑。然而，在治疗患有抽动症障碍的儿童时，儿童沙盘游戏疗法若与行为疗法、药物疗法相结合，能发挥更大作用。关键在于沙盘游戏疗法成为了儿童释放情绪的良好媒介，通过这个媒介，治疗师有了更多的机会来帮助患儿应对不适。

儿童沙盘游戏疗法对抽动症障碍的患儿有效。因为患儿天生具有种种内心的需求和欲望，需要得到满足、表现和发泄，但是儿童生活的客观环境不能任其为所欲为，从而使其内心产生焦虑，导致儿童的各种不良行为。于是，儿童需要在游戏中发泄情感，减少忧虑，发展自我力量，以补偿现实生活中不能满足的欲望和需求，从而得到身心的愉快和发展。沙盘游戏治疗就是借助游戏这个媒介分析潜意识，将这些尚未解决的潜意识内容提升到意识层次，从而彻底解决问题。在沙盘游戏治疗中，游戏被用来与儿童建立分析性关系，同时也是观察的媒介、资料的来源和顿悟的工具。

在个案中，小林因辅导班和兴趣班的学习压力，感觉到了紧张焦虑，由此将其内心的不适转移到眨眼、耸肩、清嗓子等行为上。而这种行为虽然一方面给予了他情绪的缓冲，但另一个方面又增加了他的羞耻感。在家教甚严的环境中，这种羞耻感得到了进一步的强化。如果单纯使用行为技术，恐怕很有可能会由于小林强烈的阻抗而功败垂成。沙盘游戏疗法巧妙融入，不仅给小林提供了情绪的宣泄场所，还由此进入小林的内心世界，发现问题，改善行为。

（二）启示意义

本案例是儿童沙盘游戏疗法与行为疗法以及药物治疗相结合的成功之作。从中我们可以发现，游戏方法除了用作心理辅导的"主攻手"外，它还可以起到一种媒介的作用，来充当其他疗法的合作者。而这种合作在应用到儿童身上时有着得天独厚的优势，不仅可以成为进入儿童内心世界的突破口，还可以成为分析和探讨问题症结从而进一步解决问题的良好工具。

在现实生活中，在面对患儿时，容易出现不易入手的情况，他们可能还不具备较好的语言表达能力，或者由于被父母带至陌生地方而产生逆反情绪，而很难与治疗师进行交流或沟通。此时，利用一些简单的工具，可能就会有意想不到的收获。我们可以发现，这个案例所用的场地和沙盘都较为简单。从场地上来看，普通的心理咨询室都可以满足条件。而所用的工具沙盘、沙具都不是复杂之物，现在学校的心理咨询室中，一般都会准备沙盘和沙具，可以满足要求。从儿童与沙盘游戏玩具的"沟通"中，咨询师就会容易发现突破口，此时，即使决定应用其他的心理干预手段，沙盘游戏疗法也可以作为一个良好的辅助或治疗实施的媒介加以使用。

（余文玉　胡　玲）

案例 17　走出网瘾迷途：网瘾少年的沙盘游戏心理治疗

导语

在互联网普及的当下，网络给我们带来便利的同时，也导致了网瘾的出现，现在越来越多的学生沉迷于网络，把大量的时间花在玩网络游戏上，去享受网络带给他们的快乐。"网瘾"导致他们厌学弃学，以至于影响了正常的学习和生活，严重地影响了他们的身心健康。这种情况称为网瘾或网瘾综合征，主要表现为精神依赖和躯体依赖。本文通过青少年浩浩的网瘾个案，找出了家庭存在的问题并提出沙盘游戏心理治疗的解决对策，有效地缓解网瘾问题。

【案例介绍】

治疗对象： 浩浩（化名），男，14 岁，初二学生。

问题主诉： 焦虑、烦躁、孤僻少语、逃课、食欲不振、失眠等。

案例背景： 在浩浩 3 岁的时候，亲生父亲离开了他，从此他对父亲的感情变得复杂而矛盾，也对他的早期发展产生了重大影响。浩浩在经历了被抛弃的创伤后，变得对母亲越来越依赖，用他自己的话说，"她成了我唯一的情感依托"。在浩浩 7 岁的时候，母亲再婚，这时他开始在学校躁动不安。从此，浩浩需要面对继父的权威与严厉，并开始压抑自己的情感。自从母亲再婚后，浩浩就越来越难以适应学校的生活，特别是当他突然感到自己不再是唯一陪伴妈妈的人后，他的攻击行为就越来越严重。之后，随着同母异父妹妹的出生，家庭气氛越来越紧张。

在浩浩进入初中以后，在一所中等学校寄宿读书，成绩中等偏上。他将母亲给他的零花钱积存起来，买了智能手机。随着对智能手机的熟悉了解，受周围其他同学的影响，他逐渐学会了在手机上玩小游戏，起初是课间 10 分钟和晚上睡觉前玩，最后发展到周末不回家去外面网吧打游戏，并学会在网络世界里"遨游"。进入初二时，成绩已经一落千丈，白天上课注意力不集中，头昏眼花，打瞌睡，食欲不振，晚上失眠，逃课和头痛。

诊断：根据浩浩的临床表现，进行相关检查评估，诊断结果为网络综合征。

治疗措施：治疗师根据人本主义理论采取沙盘游戏疗法进行个体辅导，尽力为其提供一个安全与受保护的氛围，来进行深层无意识表达，通过建立积极的治疗同盟形成合力来帮助患儿达到意识与无意识的沟通与整合。

游戏治疗设计：为更好地理解浩浩的沙盘作品与他

的生活学习之间的关系，治疗师在治疗过程中收集了以下几方面的信息：个人观察、治疗过程中的记录、沙盘作品的照片，以及浩浩家庭背景信息，主要请其母亲在治疗前期各阶段填写一些相关的心理行为调查表。

治疗分 3 个阶段，共 42 次。第一阶段，创伤主题；第二阶段，转化主题；第三阶段，治愈主题。浩浩通过这 3 个阶段治疗发生了很显著的变化。

【治疗过程】

（一）第一阶段（1～12 次）创伤主题

第 1 次治疗，浩浩进入沙盘室，并没有其他孩子的那种兴奋和好奇。他只是站在门口静静地观察沙架上的玩具，脸上没有任何表情。治疗师提示浩浩可以把手放在沙子上去感受沙子的柔软时，他显得相当抗拒。

第 1 次的沙盘作品显得非常混乱，是一座火山爆发的混乱场景，有四处逃窜的各类动物、拼命逃跑的大人、孩子、摔得血肉模糊的老人、倒下的房屋和树木等，以及吓得鬼哭狼嚎的孩子们，非常凄惨。

第 2 次治疗，一周后浩浩创造了另外一幅完全不一样的沙盘——车祸。他告诉治疗师，这天下着倾盆大雨，一辆红色的奔驰轿车在公路上开得飞快。刹那间，一声长长的刹车声，伴随着路人的惊呼声，一场触目惊心的车祸发生了（图 5-32）。车内的小孩被撞飞出去，倒在血泊中，小孩的双腿已断掉，在等救护车来把受伤小孩送进医院去治疗。浩浩这一阶段第1～5次都是在发泄被压抑的悲伤和痛苦，沙盘内容的主题是受伤。

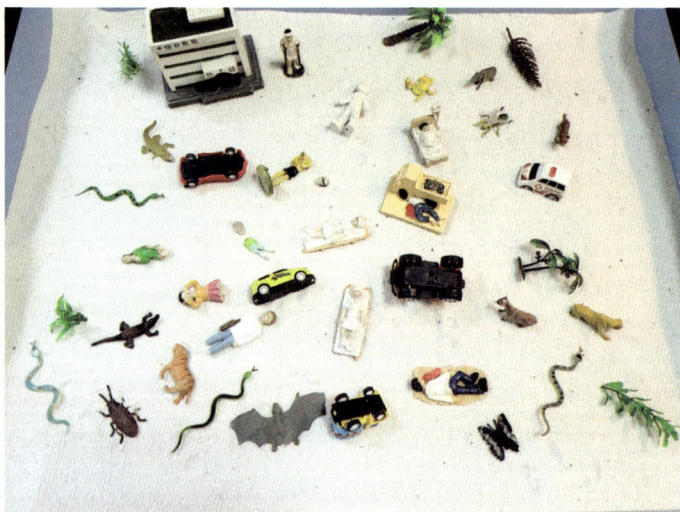

▲ 图5-32　车祸

　　第6次沙盘治疗，是一幅惨烈的战争场面，沙盘分成两边，用栅栏隔开。两边是许多凶猛的野兽、面目狰狞的男人、持枪打仗的战士和翻倒的汽车、轮船。浩浩的作品是战争场面，他是在告诉治疗师内心世界的矛盾和强烈的冲突与对抗，想得到关注。于是治疗师与浩浩互动："你是不是感觉到自己的生活和学习就像是一场战争？"果然，浩浩对治疗师的话产生了共鸣，说："我在家里的时候与母亲、继父，以及同母异父的妹妹感情不好，特别喜欢顶撞继父。继父不喜欢我，每次从学校回家对我横挑鼻子竖挑眼，并限制零花钱，我特别记恨继父。"浩浩告诉治疗师对继父的不满，以及喜欢网络游戏的情况。

第 8 次沙盘治疗，浩浩已有一些改变，他说自己正在努力改变，不与继父处处对着干。此次沙盘作品是一个岛屿，岛屿四周用桥与大陆相连，岛屿正中间是一个家园，园里三口人象征妈妈、妹妹和自己，但是海面上有一艘海盗船正在靠岸，沙滩上有一队士兵，海盗正准备要进攻。继父是其中的一名海盗。这个沙盘反映的是浩浩生长的环境。

浩浩说："由于家庭生长环境，我将继父视为一种权威和敌人，因而总想打败权威。"学校里的老师、同学也被浩浩当成准备击败的权威，因而采取针锋相对的态度，使他在学校与老师、同学的关系不好，变成了敌对关系。身边没有交心的同学，那时候，他感觉自己就像蜷缩在校园角落中的一只丑小鸭，变得越来越不自信，非常的自卑。更让他揪心的是初中的课程难度大，上课时经常开小差，有时听不懂课就睡大觉。后来浩浩发现自己已经跟不上了，性格内向的他感觉找不到方向，他常常一个人躲在校园里发呆。

一个周末，无聊之际，浩浩走出校园外到处转悠，不经意间，被游戏室的喧哗声所吸引，看到同学们都玩得不亦乐乎，心里也痒痒起来，在一台机器旁坐下来，在身边同学的帮助下，懂得了电脑上神奇的东西叫网络，可以听歌、聊天、看电影。

此后，浩浩经常跑去尽情享受网络带给他的乐趣。几天后，他不再满足于看电影、聊天，他被一种更神奇的东西——网络游戏所吸引。看到屏幕中有趣的小儿打斗时，他不由自主地走进了游戏的天地。他从小就梦想当一名军人，现在运用武器打倒对方的网络游戏，让他一下子着迷了，特别是当他在一种虚拟空间内能遥控屏幕中的人物击败对方时，他更是感觉成了一名成功者，充满愉悦和快感。

那时候他的脑海中只有厮杀，只有虚拟的武器和装备。

第 12 次沙盘治疗，浩浩特别喜欢车子，从沙架上拿了很多种车子放进沙盘的下方，占满了整个沙盘 2/3 的位置，然后在车子的边缘放上铁轨，在沙盘的上方放了很多家具。整个沙盘显得很拥挤杂乱，但浩浩摆完沙盘后显得很放松，很愉快，表示浩浩将心中的不快发泄了出来。第一阶段沙盘作品呈现出的是受伤、战争、无安全感的主题特征，体现患儿内心的恐惧、焦虑和无助。

（二）第二阶段（13～32 次）转化主题

这一阶段浩浩有了一个奇妙的转变，从不安和冲突的状态转变到了平和的状态，开始寻求内心安全感和对自我的深入探索。第 13 次沙盘呈现的作品内容是在黑暗中的森林中"迷路"——找不到回家的路。第 16 次的沙盘作品反映的是他在黑夜里"奔跑"，终于发现有路了，但很窄，并且四周都被大山围住，出不去。第 20 次沙盘出现了自行车，尽管"车头摇摆不定"，到最后终于找到"回家"的路，并看见前方出现了母亲和继父来接自己的手电光。在本阶段 7 次沙盘治疗后，浩浩与治疗师进行了一次深入的交流，他告诉治疗师，他积极处理生活中的矛盾冲突，自己感受到了一种内在的生活信心与力量。浩浩的生活和学习状况也得到了改善，他已不再有"逃课及迟到"的现象。睡眠和食欲都得到了改善。对他触动最大的，是他开始意识到自己沉溺于网络游戏的原因在于想逃避现实。治疗师引导鼓励并指导他制定了一套详细的戒除网瘾的方案，浩浩开始悔恨自己之前的那些行为。浩浩决定痛改前非，决心不辜负青春时光和家人、治疗师的殷切期盼，彻底告别网络游戏。

在接下来的第 21～32 次沙盘作品呈现的是玩具类别、数量逐渐增加，数量的增加表明能用更多的语言来表达自我。使用的玩具类别包括植物（花、草、树）、动物（鸭子和鱼）、建筑（房子）、连接物（桥）、人物、交通工具（船）、果实等。从第 21 次沙盘作品开始大量使用植物类（树、草）的玩具，象征着浩浩生命成长的动力。第 24 次沙盘作品出现了象征着内心世界的房子，象征着对自我的关注。第 28 次沙盘作品中出现了人物,并在之后持续出现,预示着浩浩的人际关系正在发生积极改变。在 32 次沙盘作品中出现了交通工具——船,预示患儿心理将发生更大的变化。

本阶段浩浩的沙盘作品呈现的转化成长,标志着浩浩重新回到正常的意识状态,获得心理成长并整合到现实生活中。浩浩说:"戒除网瘾的自觉性大大提高,同时在心理治疗的指导下,制定了详细的学习计划和近期目标,经常在图书室和教室看书学习。"

(三)第三阶段(33~42次)治愈主题

这一阶段,浩浩的作品以治愈整合为主题。几次作品基本相似,除了延续绿色植物外,还体现了与内心深处对话交流的关注。第 38 次沙盘作品,公园鲜花盛开,蝴蝶翩翩起舞,这是一种蜕变的征象;而且还能见到小孩围坐在草地上吃水果,很像一个曼荼罗形象,这是一种自性化。

第 42 次沙盘里呈现出了大海、海龟、鱼儿,海龟呈游动状态,船在启航,飞机启飞冲向蓝天(图 5-33)。右上方的太阳等作品充满生机,象征能量,象征着旅程的开始。这时浩浩经过一年沙盘治疗网瘾已经戒除,成绩得到提高,还收获了许多人间真情,被同学们推选为班级学习委员,他感受到了被尊重和被认同的价值感,内心感到无比的快乐和充实。他对明天充满着希望!

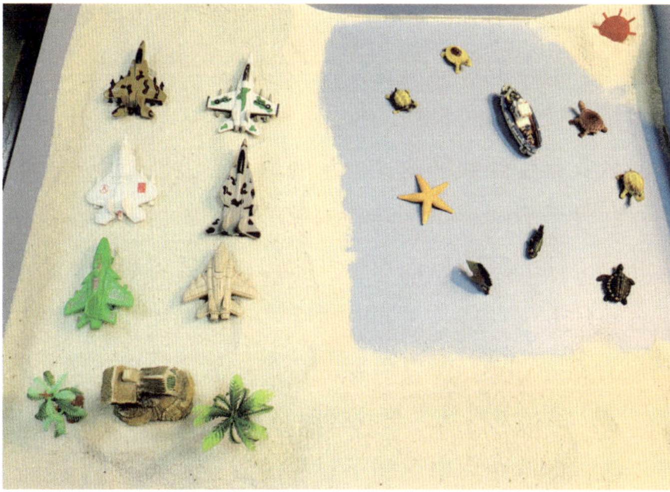

▲ 图 5–33　旅程开始

【案例分析】

　　本案例患儿 42 次沙盘心理治疗，经历了循序渐进的 3 个阶段。治疗师有计划地与患儿培养治疗的信任关系，为患儿提供一个安全的环境，在此气氛中陪伴患儿一同探讨受伤的主题，如火山爆发、车祸、战争等较多的创伤体验经历。在沙盘过程中患儿痛苦的内心情感得以释放。随着沙盘主题呈现出受伤向治愈的转化，患儿开始寻求内心的安宁，并对自我进行深入探索。在沙盘上使用植物是"能量"的表现，使用桥、人物，体现的是对人际关系的关注。通过对系列沙盘主题的分析，说明患儿的内心世界在从创伤向成长转化。

以沙盘为中心，创造一个自由与受保护的空间，促使患儿的治愈力得以发挥。沙盘制作的过程是患儿对内心力量的挖掘，对自我的探索。在初始阶段沙盘所投射出的自我是受到威胁的。力量的缺乏、强烈的不安全感和对父母矛盾的感情，随着治疗的进行，借助沙盘这一媒介，上述问题得以面对。从排斥、矛盾到接纳，表现了自我的发展和成长。同时治疗师也帮助患儿看到身边拥有的支持力量，所以后期的沙盘作品所投射出的自我是快乐、幸福、安全、自我接纳的。

与阴影的对话也反映了自我的成长。第一阶段第一次沙盘作品呈现出的是"火山爆发"的混乱场景，是患儿阴影的象征。能意识到阴影存在，这本身就有积极的意义。在沙盘治疗中呈现的对立和深入意味着对阴影的整合。当人接纳自己的阴影时会感到充满力量，后期代表海盗的继父，暗示了患儿后来对阴影的接纳。

本案例通过沙盘治疗过程中言语和非言语的表达、沙盘作品的分析，以及患儿自述经历等治疗，焦虑情绪和行为障碍等症状基本改善，能较好处理与父母、同学、老师的关系，戒除网瘾，积极乐观看待事情，学习成绩也提高了。

后续追踪。治疗结束一年后，通过家长了解到，浩浩的网瘾彻底戒除掉了。由于学习很努力，还考上了重点高中。

（余文玉）

案例18　青春的女孩脸上写满了忧伤：抑郁症儿童的沙盘游戏心理治疗

导语

抑郁症是最常见的精神障碍，是以情绪或心境低落为主的疾病总称，伴不同程度认知行为改变，患者会出现躯体表现，以及精神病性症状（如幻觉），一部分患者还会存在自杀想法及行为，甚至造成死亡。抑郁症患者表现为情绪低落、意志活动减退、思维迟缓、睡眠障碍、饮食障碍、自我评价低、自责、无兴趣，甚至出现自伤、自杀等行为，对自己的社会功能造成严重影响。抑郁症的病因及发病机制，目前尚不清楚，可能有生物、心理与环境等因素。生物学因素包括遗传、神经、生化和神经内分泌等方面。心理因素与抑郁患者的个性心理特征、早期成长经历、创伤，以及经历的应激性事件等有关系。

分享本案例中一个重度抑郁患者的家庭故事，翻开母女二人不同的人生，带给我们很多思考。案例中被抑郁困扰的孩子，是重点学校的优等生，自我要求极高。然而在积累的心理疾病面前，一切意愿和家庭秩序都被打碎了，父母的诉求只剩下"希望孩子做一个快乐的普通人"。而在此之前，母亲对孩子的期许异常高，"控制"非常紧。无论对家长还是对孩子来说，成长，都是一个负重前行的过程。

这个活生生的事例，其实离我们并不遥远，可能就在我们周围，可能是我们的邻居、朋友或自己的故事。相信这个故事会给大家一点启发或反思。

【案例介绍】

治疗对象： 秀丽（化名），女，17岁，高三学生。

问题主诉： 性格内向、孤独、忧郁、头痛、失眠、胃部不适、悲观、厌世。

案例背景： 秀丽是独生女，重点中学高三学生，父亲为办公室文员，母亲为会计师，家境一般。

秀丽的妈妈有一段悲惨的童年。她在3岁时被自己的父母过继给另一户人家，理由是家里已经很穷了，我们要养你哥哥，养不起你。秀丽的妈妈认为自己是被抛弃的，一辈子都痛恨着自己的亲生父母，同时一直都在努力，她想要成为优秀的女人，想证明抛弃过自己的父母当初的决定是错误的。

但现实却难尽人意，秀丽的妈妈是一个平庸的女人，事业平平，外貌平平。在 32 岁时，对自己的人生已近绝望的妈妈，把自己嫁给了一个自己不爱的男人，也就是秀丽的爸爸，而原因仅仅是丈夫有城市户口，感觉很有面子。这段婚姻为妈妈换来了短暂的"新生"，她悲惨的童年似乎翻盘了。曾经抛弃她的亲生父母，来认亲求她相认。然而，表面的光鲜并不能永远粉饰太平。婚后不久，秀丽的妈妈发现自己的老公不但不思上进，而且还是个妈宝男。她用尽一切办法都无法把这个男人从她婆婆的乖儿子真正变成自己的男人。

秀丽就在这样的家庭出生了。而在前半生满腹怨恨、梦想幻灭的妈妈，只能将自己后半生再次翻盘的希望都寄托在女儿身上。

小时候秀丽妈妈对秀丽非常严苛和粗暴，如果早上起床晚了 5 分钟，妈妈要打她。考试考了 99 分，妈妈会大发雷霆。自己上台演讲时稍有些紧张，妈妈会歇斯底里地数落她一天。秀丽为了讨好妈妈，从小努力做一个乖孩子，穿自己不喜欢的衣服。与同学发生不愉快或争吵，不敢告诉妈妈。自己身体生理期不适，更不能告诉妈妈。为了妈妈，秀丽学习非常努力，晚上学习到 11 点后才休息。但是她发现，不管自己怎么努力都无法让妈妈高兴。因为妈妈真正不满意的是她自己的人生，而妈妈又不愿正视。

秀丽从小就很少体会到究竟何为快乐，她曾经试图反抗妈妈。但每次只会换来妈妈的镇压或道德的绑架："我为你忍受你爸爸，忍受这段不幸的婚姻半辈子，你这样对得起我吗？"

这句话就像一句魔咒，每次都会让秀丽不得不把委屈硬生生咽下去，她好想对妈妈大喊大叫："不！你不是为了我，你是为了你自己！"然而，这句话从来都不曾说出口。对悲愤的长期压抑和满带羞愤的讨好，终究付出了代价。在高一，由于学习压力特别大，秀丽抑郁了，成绩下滑情绪不稳定，经常因心情不好，晚上失眠上课打瞌睡，学校老师向母亲反馈意见，但母亲并未意识到事情的严重性，反而质问批评秀丽怎么这样不争气。

秀丽的抑郁，让她想控诉妈妈的可恶与自私，埋怨爸爸的退缩和无情，她的任何情绪表达都无法得到父母的正面的回应，因为他们认为秀丽的行为属于病态。

秀丽也曾尝试通过语言让妈妈理解她内心的痛苦。然而，每次换来的要么是妈妈的否认："这不是我的问题，是你自己心态不好。"要么就是妈妈耍无赖般的回答："反正我就这点水平，你想怎么样？要不我拿把刀给你砍死我好了。"要么换来的就是妈妈的无视。

秀丽内心非常痛苦，她有时真恨不得一刀把妈妈砍死，但不能那么做，那是妈妈。秀丽看不到希望，自己能做的只能是伤害自己，因为也许只有那样才能影响到她。

秀丽和妈妈之间又爱又恨、相爱相杀的纠缠，抑郁的秀丽感到好痛苦，在她沉默的心里藏着愤怒，她没有办法能让母亲听到她的痛苦，她只有伤害自己，才能换来母亲的理解。秀丽高二时在一次腿受伤后，母亲也未关心过她，反而责备她为什么不小心一点。

秀丽承受着内心的抑郁和恐惧，因而产生了自杀的念头，有一天服了大量的安眠药自杀，但最终被抢救过来了。

秀丽从此以后学习直线下降，到了年级 300 名，常常无故缺课，不想上学，把自己封闭在学校宿舍里。

诊断： 重度抑郁症。由于患者从小缺乏父母之爱，儿时失去与母亲建立亲密依恋关系的机会，使患者自我统一性丧失，从小未体会到究竟什么是快乐，而对生活、学习感到失望，产生自责意念并且厌世。患者的行为是因丧失归属感而绝望时的一种逃避行为，是心理障碍最极端的后果。根据患者的家庭成长环境、行为表现及相关检查，综合诊断评估结果为重度抑郁症。

治疗目标： 重新恢复生机，建立安全感，改善错误认知，塑造良好人格，促进整合与自我发展。

治疗措施： 根据秀丽的成长环境存在的问题及其产生的深层原因，重度抑郁症应采用药物及心理干预治疗。决定采用沙盘心理治疗、心理分析、认知疗法，分析了解问题的症结所在，在沙盘治疗中营造温暖、接纳、陪伴、理解、尊重、充满爱的环境，帮助修复一颗受伤的心灵，重塑良好的人格。

【治疗过程】

2017 年 10 月—2018 年 4 月，整个治疗过程 6 个月，共 24 次沙盘治疗，分为 3 个阶段。

（一）第一阶段（1～8 次）受伤的主题

起初，第 1～3 次沙盘治疗中，秀丽一直保持沉默。治疗师也没有鼓励她说话，仅仅向她提供各种可以用来自我表达的沙具。她发现，用这种方式可以很好地减缓在新关系建立过程中的焦虑。在整个第一阶段治疗过程中，她的沙盘作品基本都是同一个主题——婴儿的托儿所。沙画中的托儿所和其中的婴儿对于这个 17 岁的少女来说如此的真实，每一个婴儿和他们的情感都是秀丽内在体验的清晰投射，但是她受损的自我功能，严重限制了辨识这些自我代表画像的能力。这一大群婴儿的聚合体，的确是秀丽扭曲的、错位的自我表达。然而，为了让秀丽在情感和表达上有所进步，治疗师相当重视"托儿所"这个隐喻提供的治疗媒介。

这个阶段，治疗师的焦点集中在如何促进秀丽分享她的内心世界。在秀丽不断重复地在沙盘中摆放这些婴儿之后，治疗师开始鼓励她可以尽情大胆地表达自己的情绪。秀丽又在沙盘中将婴儿位置进行调整，将一群婴儿中的一个放在她创造的一个孤岛上（图 5-34）。秀丽与治疗师的关系日渐增进，对治疗师有关沙画的提问和探索也感到越来越能自如应答。秀丽说自己是那个孤岛上的婴儿，治疗师非常理解这个"婴儿"当前的处境——孤独、无人关照、安全受到威胁。治疗师感受到了秀丽不幸的童年和少年时期的点点滴滴。作品虽然简单，秀丽却用了 40 分钟将沙一点点推平、摊开、堆上，重复进行很多次才慢慢完成创造。治疗师与秀丽一起对作品中的孤岛、婴儿等心象进行了对话，这个过程让秀丽感受到被理解的喜悦。

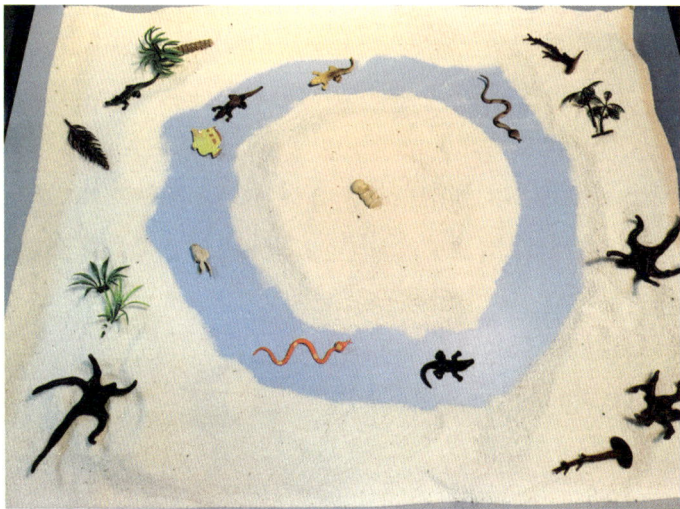

▲ 图 5-34　孤独

初期阶段沙盘游戏激活了秀丽的倾诉意愿，此后两次沙盘分别是婴儿处于受伤、忽视的情境。秀丽主动介绍作品内容，而且非常详细地描述了她生活的家庭，包括自己服药自杀的过程，以及自己对家人的看法和自己学校的表现。从她的倾诉中，治疗师感受到她是非常热爱、体贴父母的，但长时间被冷落和忽视让她对父母充满不满和怨恨。

接下来第6～8次沙盘游戏中，秀丽在交流、自我了解和表达方面又迈出更大的一步。婴儿托儿所小朋友的数量在增加，有从小班升到大班的小朋友们在一块做游戏的情境，这是秀丽进步的一个表现。沙盘游戏治疗的过程为秀丽提供了一种表达和探索原始情感的机会，同时又不会迫使她放弃自我控制而引起抑郁。

有一次，治疗师调整了她的治疗预约时间，秀丽表现出了愤怒和不满的情绪。在秀丽第8次沙盘作品中，创造了幼儿园的小朋友直接向老师表达"我喜欢吃糖，我要糖果"的情景，这是秀丽的一个进步。直接表达对治疗师的愤怒，这对于原来的她是非常困难的事情，但是现在她做到了。

（二）第二阶段（9～20次）转变

在这一阶段的治疗中，秀丽的沙盘作品主要的焦虑情绪的表达——对母亲强烈而矛盾情感。几次沙盘内容反复呈现对母亲的愤怒和不满这一主题。第9次沙盘表达"孤独"的感觉——一个小婴儿孤单地在一个门窗关闭的房间里，没有爸爸妈妈在家。而房外许多小朋友在爸爸妈妈的陪伴下非常快乐地唱歌、跳舞、踢足球。第 10 次沙盘呈现的是在一个小婴儿躺在家里的床上没人照顾，而爸爸妈妈却在忙自己的事情。第 12 次沙盘，秀丽从沙架上取下一个老巫婆的沙具，把它扔到沙盘里，再把它埋在沙堆里，并在沙堆上不停使劲地拍打，然后又把它挖出来，扔到一边去。而老巫婆正是她表达象征妈妈的负面部分。秀丽在沙盘中"疯狂"愤怒地宣泄不满的情绪。

秀丽长期对自我情绪的掩盖终于通过沙盘治疗渐渐开始转变了。使用沙盘沙具给她提供了一个新的交流途径，同时也帮助她跟治疗师建立了治疗关系。秀丽从空洞的内心世界，到贴近现实的场景描绘，情绪更稳定，没有提到自杀的问题，并且能够正常地交流，有了积极的情感体验，开始恢复了一颗温暖的心。

秀丽的第 15 次沙盘，在三口之家所在的一个村子外出现了一口井，供整个村庄的人用水。水的出现代表复原生命的能力，说明秀丽正在努力寻找生活的方向。

第 16 次沙盘与上一幅沙盘内容相似，不同的一点是在村子的右上方出现一座庙宇。秀丽说村子的人经过那个地方，累了就可以休息一会儿。庙宇代表一种神权和秩序，表明秀丽向往的是一种祥和、平静的心理。她渴望精神上的宁静祥和。

接下来第 18 次沙盘作品出现图书馆，有许多学生在看书。图书馆是获得新信息的场所，是自身能量的补给站。秀丽认为图书馆的补给都需要外界力量，是用自己的努力劳动和自己的财富为交换条件的。在与秀丽的面谈交流中，可以感受到她能平静地面对自己的人生了。其学习成绩逐渐上升到年级 156 名。

在第 20 次沙盘作品中，秀丽非常认真细致地制作了一个充满生机活力的美丽校园，她很高兴地向治疗师汇报了自己学习上的进步，以前很头疼的物理、数学也已经有了很大的进步。

（三）第三阶段（21～24 次）治愈与蜕变

这一阶段的心理干预，母亲和秀丽分别进行心理咨询面谈。

第 21 次治疗对母亲进行咨询和面谈，引导妈妈通过调整化解内心深处的负面情绪、清理内心的垃圾，让自己能更轻松，家庭更和谐。

然后对秀丽也安排了一次咨询面谈，让她主动去找母亲聊天，听听当年母亲的感受，设身处地站在母亲的角度去感受这一切。同时，让她去表达自己内心深处对母亲的真实感受，拥抱母亲，并大声表达"妈妈，我爱你"！去和母亲进行心灵的连接，用爱的能量化解内心所有的负面情绪。

秀丽与妈妈做完这一切后，内心非常喜悦地对治疗师说："按照治疗师的建议与妈妈交流后，内心感觉到从来没有过的喜悦和轻松。现在我们家非常温馨，妈妈的态度比以前更温和了，一家人生活得很幸福。"

　　接下来，第 23 次沙盘作品是"我的家"（图 5-35）。在这个家，能看见左上方的房子、绿树、草坪，还有蝴蝶、小鸟，爸爸妈妈和秀丽一家人在聊天吃水果。沙盘左下方是高铁在行驶，沙盘右边是一个大海，有很多的鱼儿、海龟、船只。沙盘的右上方红彤彤的太阳已经升起。秀丽的作品中太阳代表能量的来源，充满生机，鱼、船、高铁象征旅程的开始。

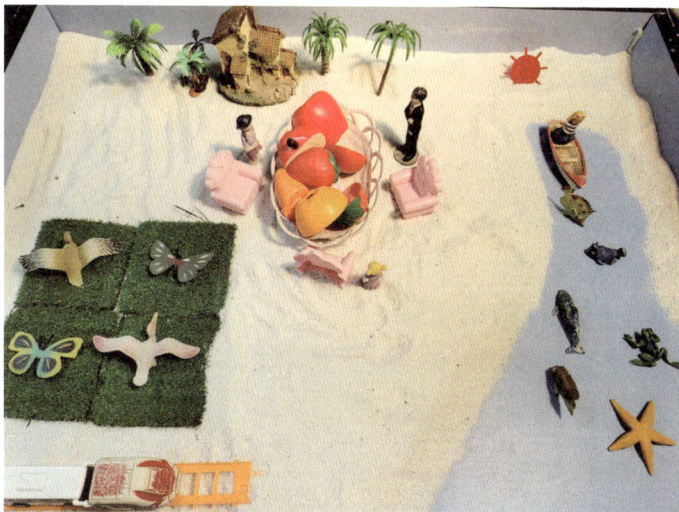

▲ 图 5-35　我的家

　　第 24 次咨询面谈，治疗师与秀丽一起对半年来的治疗过程进行了总结。秀丽与治疗师一起回顾了自己半年来的心路历程。她指着玩具架和沙盘说："如今，能够考入理想的大学，一定要好好珍惜。"秀丽还非常深情地计划着今后如何与父母保持联系，畅想大学毕业后如何守候着父母。这让治疗师感到非常欣慰。

为了更好地了解秀丽的治疗效果及持续情况，在治疗完成后的半年内，治疗师持续对秀丽进行跟踪了解，秀丽的父母反映她没有出现反复，学习状况一直保持良好，秀丽的自我感觉和评价也非常积极。

【案例分析】

（一）特点

本案例所用的沙盘游戏疗法中最重要的因素是爱与接纳。本案例中，无论是患者的沙盘作品内容，还是她与治疗师的关系，无不体现着爱与接纳的主题。

秀丽在早期家庭生活中，没有得到足够的关爱。虽然她已经 17 岁，但她的沙盘的主题都是婴儿，曾经受伤的婴儿。在这一过程中，她不断体现着内在的小孩儿的情绪。如果没有一个温暖安全的养育环境，内在的小孩儿往往是恐惧的、退缩的、焦虑的、抑郁的、不成熟的、以自我中心的。但遗憾的是，父母都不完美，他们也是受伤的人。有些父母受伤轻一些，他们给孩子的伤害也相应轻一些。秀丽的父母显然伤得很重，这样的父母容易隐藏和拒绝感受，并可能有不当的攻击行为。

每一个人都不可能选择父母，也不可能强求父母改变，我们需要为自己的快乐负责。当我们的内心受到的伤害不是很严重，而没有影响到正常社会功能时，我们要成为自己的父母，抚慰、照顾内在小孩。但是，当我们伤得很重而无法自愈时，就只能选择心理治疗途径。

在治疗的过程中，治疗师就成了一个提供爱与接纳的父母。沙盘游戏疗法，抵制为患者建立"母子一体性"的治疗关系，以及创设的"自由与爱保护"的空间是患者安全感得以重塑的关键条件。本案例充分体现了这一机制，治疗期间秀丽最初的沙盘作品，内容是关于"受伤"的，同时也是空洞和幼稚的，治疗师陪着她慢慢走过。为接触受伤的小孩，治疗师必须回到过去的工作，尽量用内在小孩的语言，努力找寻内在小孩自己的隐喻语言，尤其是造成阻碍的隐喻，以便通过隐喻转化这些伤痛。不同的治疗技术无不强调接纳与归宿的重要性。

一位精神分析大师说："精神分析不是智力游戏而是情感的重新体验。"其重要之处在于重新感受，重建体验，而不是能否找到儿时记忆。我国精神分析师曾奇峰在一个案例结束的时候问当事人，哪一次治疗对他影响最大，当事人说对他影响最深的是曾奇峰拒绝中止治疗的那次。因为他感受到在这个世界上，终于有个人不抛弃他了，他不再需要通过主动抛弃别人以防止自己受到被抛弃的伤害。在沙盘心理治疗中,治疗师安排了秀丽与母亲分别进行咨询面谈,引导她们理解对方的处境,并宽恕接纳对方,为她们母女创造重新体验母女深厚情感的表演训练。当事人勇敢地跟母亲拥抱,并表达:"妈妈,我爱您!"体会到母女情的温暖和安全。

秀丽的作品从最开始托儿所里的婴儿转变成了跟父母在一起的婴儿。她在沙盘中创作了能关心爱护自己孩子的父母形象,这不仅仅是一种理想的表现,而且在一定程度上,她开始成为一个能关爱自己父母的人了。

(二)启示

咨询者不用害怕"自杀"的患者,也不要过多地要求其"珍视生命,珍惜生活"。最重要的是为其创造一个"自由并受保护"的空间,以支持、尊重和接纳的态度,给予心理援助。爱和归属感是消融自杀念头的良方,通过言语和非言语的途径,用心倾听患者的心灵,陪伴患者在沙盘游戏世界中观察自己心理的运动,可以帮助其渡过心理的危险期,接纳或处理人生的困境。

家庭教养方式,可能是学生们产生自杀念头或采取自杀行动的重要影响因素,且可能始于儿童期。父母给孩子足够的温暖和爱护,除了关注其生理、物质上的需要之处,更应关注其心理需要,学生自杀的可能性就会大大降低。此外,教师特别是班主任对竞争意识的强调,虽然可以激发学生的积极性,但也因此加重了学生的压力和焦虑，不利于学生的心理健康发展。

（余文玉）

案例 19　转嫁了的愤怒：重症儿童心理障碍的沙盘游戏心理治疗

导语

脊髓损伤是最严重的的伤残之一，残疾不仅给脊髓损伤患儿身体和生活带来巨大的痛苦和不便，还会给他们的心理造成巨大的精神伤害，并引起一系列心理方面的变化。

本案例患儿形形因车祸而致脊髓损伤，且在车祸中失去父亲，遭遇了致残和丧亲的双重创伤。我们采用沙盘游戏心理治疗技术，在整个治疗过程中，运用了支持性心理干预、认知行为心理治疗等技术，不仅关注患儿脊髓损伤后的心理变化，而且对其创伤后的应激障碍予以先行处理。形形（化名）心理治疗分为两个部分，包括个案资料收集和沙盘心理治疗过程。通过沙盘心理干预，增强了患儿战胜疾病的信心，从创伤情景中回到了治疗环境来，最后实现了健康的自我发展，有效矫正了该脊髓损伤患儿的心理行为问题。

【案例介绍】

治疗对象：彤彤（化名），女，14岁，初二学生。

问题主诉：焦虑、抑郁、失眠、胃痛、腹痛、悲观、厌世。

案例背景：彤彤是独生女，在一所重点中学读书。学习成绩一直十分优秀，在全班排名第一，在全年级里也名列前茅，是一个全面发展的优秀学生。母亲是大学教师，父亲是企业管理人员，父母都很优秀，家庭环境十分优越，彤彤一直都接受良好的教育，所有老师对她的期望一直都很高，并十分相信她的能力，周围的亲戚朋友和她自己都把考取清华、北大作为一定可以实现的目标。彤彤非常爱学习，在一个不上晚自习的星期五晚上，她着急地催爸爸开车跟她去书店买学习参考资料，这天天气非常差，从早到晚一直下着大雨。爸爸在开车陪她去书店的途中遭遇了车祸。爸爸当场死亡，彤彤受伤被送到医院抢救，诊断为脊髓损伤（胸$_{12}$～腰$_1$），截瘫（双下肢瘫痪），腰$_1$骨折。彤彤伤后3个月入我院康复科治疗。

查体：患儿神清，面色苍白，身体消瘦，双上肢肌力正常，双下肢肌力0级，肌张力低，腹部反射正常，肛门反射消失。双膝腱反射未引出，双侧运动平面胸$_1$水平，双侧感觉平面胸$_{12}$水平。患儿生活不能自理，情绪低落，经常哭泣，回答问题非常被动，对周围环境及发生的事情不感兴趣，腹痛，胃部不适，每日食入量很少，睡眠困难，不关心身体恢复治疗的事情，对康复训练怕苦怕累，抗拒参加康复训练治疗。由于患儿对治疗不配合，进行心理诊断和干预。

观察评估：患儿面容痛苦，低头不语，被动回答问题，思维迟缓，语速慢，目光呆滞，行为缓慢被动。通过观察患儿处于严重焦虑状态。

症状评估：患儿在 3 个月前经历车祸这种异常恐怖的创伤事件后，经常不由自主地回想当时的情景，承受着巨大的精神痛苦，有明显的睡眠障碍，不愿意与人交往，对未来没有信心和希望。根据"中国精神障碍分类与诊断标准"第 3 版（CCMD-3），患儿已符合创伤后应激障碍（PTSD）的诊断标准。

主观评估：患儿自述那天下雨，自己晚上着急去买书，没想到就发生了车祸，爸爸是为我而去世的。患儿非常自责，觉得对不起爸爸，觉得活着真没有意思，自己内心太痛苦了。治疗师问患儿："心情最好为 10 分，最不好为 0 分，你现在的心情能有多少分？"患儿自己评定为 0 分，一点都不好。

心理测验：GAD-7 焦虑症筛查量表评分 21 分。PHQ-9 抑郁症筛查量表 27 分，结果显示患儿为重度焦虑和抑郁。社会支持评定量表总分 23 分，客观支持 5 分，主观支持 14 分，对支持的利用情况度 4 分，结果显示患儿得到的实际客观支持、对支持的主观体验、支持的利用情况都比较差，来自家庭和社会的支持都很少，其主要支持源为其爸爸，可是这场车祸却使患儿失去了这个支持源。

诊断：儿童精神情绪障碍，焦虑、抑郁、失眠、悲观、厌世。

治疗措施：采用沙盘游戏治疗，重建积极的认知模式，发展自我肯定与支持，学会情绪表达和合理发泄不良情绪，最终完成自我整合。

沙盘游戏治疗设计：与彤彤建立一种相互信任与尊重的治疗关系，重塑与完善彤彤的积极认知模式，发展彤彤的自我意识与自我支持的能力，发展彤彤对自我情感经历的认识，帮彤彤完成自我整合，以实现今后持续健康的自我发展。

【治疗过程】

沙盘游戏心理治疗分为 4 个阶段，共 24 次。第一阶段，问题的呈现，宣泄负性情绪；第二阶段，建立信任关系；第三阶段，治疗转机；第四阶段，疗愈与蜕变。

（一）第一阶段（1～8 次）问题的呈现，宣泄负性情绪

第 1 次沙盘治疗，彤彤坐着轮椅有点紧张，用不安的眼神看治疗师。治疗师热情地接待她并向她介绍了沙盘游戏的规则后，她开始摆沙盘。在初始沙盘中，彤彤只在沙盘的下方摆了条小鱼，还有黑珠子和白珠子。最靠近她的黑珠子和白珠子被沙掩埋了一部分。在沙盘右下角摆放了一条大鱼，并且不断地调整位置然后把它固定放在沙子上。在挑选沙具时，治疗师把她的轮椅推到沙柜前，她直接挑选了小鱼。在摆沙具的过程中，不时地抬头看看治疗师，显得很警惕，然后再摆沙具。只用了短短的 10 分钟，就完成了沙画作品。然后治疗师与她交流，她什么也不想说，治疗师给她简单的提示，彤彤也总是回答说不知道。

从初始沙盘中治疗师看到整个沙盘显得很空洞，没有生机，没有生命力。沙盘的上半部分根本没动，未触及沙子，用的时间也较短，治疗师知道和彤彤建立信任关系还需要时间。被沙子掩盖的小鱼可能折射出她对自己的自我评价较低，自我意识差，没有安全感，没有依靠、痛苦、难过。右下角的大鱼反映出母亲在彤彤的治疗中不理解她、不包容她。在沙盘下部有一些浅浅的手印痕迹，有一些能量出现并处于流动状态，代表以后会有所发展，可以转化成治愈的力量。

第 2 次沙盘治疗，彤彤由妈妈推着轮椅按时来到沙盘室，进来时比第一次要放松些。在妈妈的提示下，向治疗师问好，并开始做沙盘。感受沙子时，彤彤双手握紧沙子，用大拇指抠沙，然后她让治疗师把轮椅推到沙具前，直接挑选了小鱼，别的沙具连看也没看。主要在沙盘的左中部操作，初始沙盘中左下角的小鱼移动到了沙盘中心，工作重心由沙盘左下向右上发展，留下了明显的手印痕迹，能量朝向右上方流动。初始沙盘中的黑珠子和白珠子又出现了，但已经不再是藏在沙子的下面，而是露在沙子的上面。整个沙盘表达的还是压抑、戒备，仍然没有安全感。但在进行沙盘的交流时，彤彤开始在与治疗师说话了。

第3次沙盘，彤彤还是由妈妈推着轮椅陪同前来，彤彤进门就主动和治疗师打招呼，笑着说："老师好！"然后在沙盘中摆放了小鱼、彩珠、珊瑚、白鹅卵石，把珊瑚埋入沙中，稍露出一点。工作面积向右向上扩展，沙盘游戏时间延长（30分钟）。白鹅卵石由中心向上移动，沙面上凌乱的手印痕迹，面积较前一次向上发展扩大。在此次沙盘中，彤彤自我意识开始增强，能量也开始出现聚集，并开始与治疗师进行沟通交流，讲述沙盘的故事："小鱼要钻到地底下，因为下面有水安全。珊瑚已经钻下去啦。"映射出彤彤安全感的缺失，并渴望寻求保护。

第4次沙盘，在整个游戏的过程中，彤彤很认真地摆放沙盘。彤彤在沙盘的右上角摆了一张婴儿床，上面躺着一个小婴儿，旁边有一盏台灯，没有人照顾婴儿。

在沙盘中间摆了一条独木舟，舟上没有人，有一只螃蟹，舟下也没有挖出水面。在这次沙盘中，孩子的船在陆地上，没有水，无法行驶。船上也没有人划船，反映出孩子动力缺乏，无目标。床上的婴儿没有人照顾，反映出孩子现实的处境。在沙盘的左下角，彤彤挖出一小片水面，这是一个深入的表现，船虽然没有在水面行驶，但船头的方向朝向这一小片水面。这提示可能是今后发展的方向。

第5次沙盘，彤彤的工作重心在沙盘的下半部分。在沙盘中心部位用手指挖出了一个深洞，在洞的周围有猛兽、栅栏，然后又把猛兽和栅栏拿走，再把深洞抚平。此次沙盘作品中，彤彤的潜意识呈现有恐惧焦虑，所以又把深洞抚平。

第6次沙盘，彤彤用双手使劲地攥沙，她不停地来回推沙子，长时间的大范围的移动沙子，最后在沙盘中心摆上棺材，里面躺着一个小孩，然后在沙盘四周摆上许多的乱石、树叶、昆虫等。这次沙盘的主题表达的是一个受伤的孩子，意象孤独、抑郁、悲观厌世。这一次沙盘游戏的时间延长，主要是彤彤宣泄心理创伤的过程。

第7次沙盘，彤彤非常认真地创造了一个大海，在大海的中央建了一个孤岛，而且在孤岛上停落了2架飞机。飞机代表的是患儿，是在表达哀伤情绪。在潜意识里反映停靠在孤岛上的飞机不能起飞，代表极度焦虑和无安全感的心理反应。彤彤仍然继续在宣泄内心的悲痛。

第 8 次沙盘，彤彤花了很长的时间修造了一条河，而且在制作的过程中一直往下深挖，并在沙盘的底部非常粗暴地拍打发泄。船上躺着的是个受伤的孩子（患儿）。船是帮助她逃跑的工具，她非常自卑，一直都在逃离现实的生活。

（二）第二阶段（9～11 次）建立信任关系，对爱的渴望

治疗师在患儿沙盘干预中逐渐与患儿建立信任关系，并采用支持疗法给予患儿理解与共情，对患儿给予极大的尊重与安慰，让患儿感受到关心、温暖和鼓励，从而感受到自己存在的价值。这样促使患儿主动改变自己的困境，建立接受治疗的愿望，从创伤情景中回到治疗环境中来。采用认知疗法，帮助患儿正确认识自己的疾病，对未来有新的希望，增强战胜疾病的信心。

第 9 次沙盘，在沙盘的中心出现了一堆彩珠和鹅卵石，并呈圆形。这表明彤彤在开始关注自我，自我意识在建立和呈现。在沙盘右上角第一次出现了小树，她感受到了一种生命的成长。右上角也是对社会的关注，她的现实感已经开始在加强。彤彤在交流中，脸上也开始出现了微笑，能主动和治疗师交流，并且在交流中很轻松，语言也很流畅。

　　第 10 次沙盘，彤彤在沙盘的中心部位创建了一个海岛，岛上来了医生准备救治船上的患儿。此次沙盘作品中，彤彤开始深入无意识，医生的出现是爱的象征，医生来救治患儿是爱的表达，意味着彤彤无意识中对爱的渴望和生命的萌动。

　　第 11 次沙盘，彤彤在沙盘中间创建了一条江河，并用一座桥将左右两边连接起来。左侧有一座山，还有树木和公路；右侧有一排房子，在房子下方有很多家具床，包括床、桌椅、沙发等。

　　桥的出现有非常重要的意义，意味着彤彤有了交流沟通的意识，不再封闭在自己的世界中。在与治疗师的交流中，愿意讲述沙盘中的故事。彤彤说家是让疲惫的心灵有一个可以休息的港湾。

（三）第三阶段（12～16 次）治疗转机，内在的转化

　　第 12 次沙盘，彤彤在沙盘中间创建的情景是把患儿放在船上，有很好的朋友来关心她，还有一架正准备起飞的飞机。此时患儿通过情绪宣泄，逐渐走出创伤的情景而慢慢开始接纳自己。

　　第 13 次沙盘，此次沙盘转变较大，在沙盘周围和中间出现鲜花盛开、蜜蜂采蜜的美景。沙盘上方首次出现了彩虹，并且在沙盘四周一条细细环行的小河中有鱼儿、螃蟹在游动，整个沙盘呈现出一种生命的萌动。沙盘作品象征着困难磨砺之后的转机。因为河里的水是流动循环的，这预示着彤彤自身的能量开始流动。彩虹的出现，代表的意象是美好，同时有"风雨之后"的寓意，代表的是一种治愈的力量。

第14次沙盘，彤彤在沙盘中用心地创建了一条河并在河上架了两座桥，沙盘中有启动的汽车和起航的飞机。彤彤的潜意识在表达，生命的能力在复原，她想穿越成功，汽车和飞机都是动力系统。她想整合，去寻找生活学习的方向。

第15次沙盘，彤彤在沙盘中创造了一座大山，里面有狮子、老虎、蝎子、毒蛇等猛兽，而在猛兽的周围圈了一圈栅栏，并有猎人在守护。这表明彤彤面对有些危险能够进行自我保护。沙盘左侧的河畔出现一座桥与一个村寨相连接，表明彤彤意识和无意识开始连接沟通，并且继续深入无意识。右侧出现的草地树木，表明生机勃勃的希望和力量。沙盘右上角出现太阳，表明彤彤治愈的力量在继续加强。

第16次沙盘，重复出现大山、守护的猎人、桥，右上角公路上新出现了汽车。这也是彤彤对现实生活的关注，对学校生活的关注，自身的能量开始启动并运转。左上角的一束花是献给治疗师的礼物。左下角出现一片水面，彤彤更加关注自己的无意识。

（四）第四阶段（17～20次）疗愈与蜕变

第17次沙盘，彤彤的沙盘作品呈现出游行队伍，非常有组织性，队伍很整齐。能够感受到她的一种内在的转化，潜意识比较清晰有序，出现一种希望。这时候彤彤的笑容也增加了，善于交流，睡眠良好。彤彤还告诉治疗师，她感受到对生活和学习有信心和力量。

第 18 次沙盘，彤彤用了很长的时间找到了一条绳子并把它连成一条线，还在沙盘的中上方摆放了一个桥，有人群缓缓从桥上走过。在沙盘的右上方动物们成群结队，在自由、快乐、祥和的环境中生活。而在沙盘的中央孩子们在无忧无虑地玩耍。沙盘作品所呈现的主题，表明患儿的心灵得到了整合。

第 19 次沙盘，彤彤沙盘作品呈现出一派生机勃勃的美景。沙盘右边河中的鱼儿在欢快游动，还有前行的船只，以及冉冉升起的红太阳。而左边彤彤与妈妈在鸟语花香的草坪上愉快地进餐，分享美食佳肴。本次沙盘表明彤彤潜意识预示目标已确定，新的旅行已启程。

第 20 次沙盘，彤彤在沙盘中创造了一个大大的红心生日蛋糕（图 5-36），并且在沙盘的四周围绕着许多的鲜花，还有妈妈、老师和同学们，都来为彤彤庆祝生日，还有圣诞老人也来送礼物，沙盘中的彩虹和太阳继续呈现。整个沙盘内容，呈现出一种包容和孕育，彤彤在面对未来有了力量，并意识到时间的流逝，要抓住时间。大大的红心蛋糕，是彤彤内在力量的整合，有曼荼罗的意象。

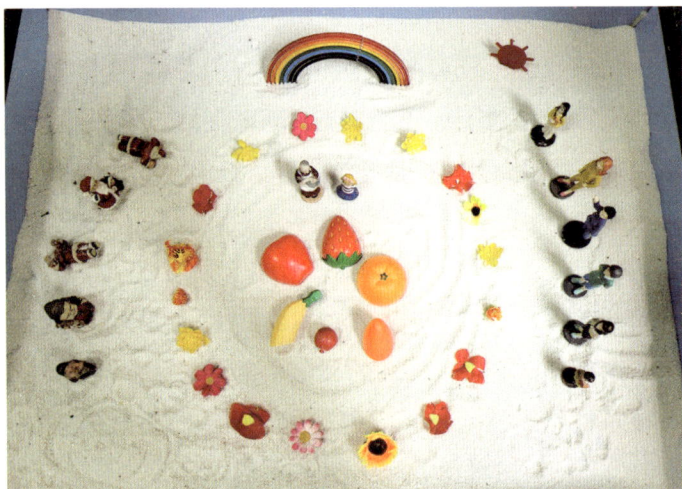

▲ 图 5-36 红心生日蛋糕

　　彤彤通过 5 个月的沙盘治疗，完成了一个孩子的疗愈与蜕变。妈妈和老师反映彤彤情绪稳定、阳光、开朗、自信，喜欢与人交流沟通，睡眠良好。彤彤的自我感觉和评价也非常好。测试 GAD-7 焦虑症筛查量表为 4 分，PHQ-9 抑郁症筛查量表为 4 分；结果显示焦虑和抑郁症状为正常。日常生活自理能力（BarteI）指数 96.47。为了更好地了解治疗效果的持续情况，在治疗完成后半年内，持续对彤彤进行跟踪了解，彤彤妈妈反映彤彤没有出现反复，学习状况一直保持良好，而且进入班上前 5 名。

　　彤彤通过沙盘心理治疗明白了残疾不等于残废，坚强良好的心理完全可以弥补生理上的缺陷。

【案例分析】

本案例彤彤受应激反应的影响，患儿对挫折、疾病和痛苦的反应程度，对不幸遭遇的态度，以及自我评价的高低都与人格特点有一定的关系。遇到伤害习惯压抑自己，因此在遭遇重大应激事件后，更倾向于对内攻击，形成重度抑郁状态。

突如其来的事故、失去父亲的创伤打破了与父亲的依恋关系，对患儿是个非常大的打击，必然会产生无助、恐慌、茫然的反应。个案需要完整的心理康复过程，根据患儿伤后表现出来的认知、情绪和行为等方面的特点，可根据脊髓损伤后心理变化，有针对性地选用心理治疗的方法，采用沙盘心理治疗。患儿通过情绪宣泄，逐渐走出造成创伤的情景并慢慢开始接纳自己，度过了心理康复阶段，这和治疗师一直对其进行心理支持干预是分不开的。

脊髓损伤作为一个急性的心理应激源，导致患儿心理行为障碍，出现情绪、行为及人格特征的改变，它会直接影响到患儿的康复效果。心理障碍是每位脊髓损伤截瘫患儿无法回避的功能障碍，也是医生在康复治疗过程中应首先解决的问题。本案例中的患儿在未能解决心理创伤问题时，无法配合康复治疗和训练，当她的心理得到治疗和宣泄时她才能积极主动地投入到康复治疗中去。

脊髓损伤患儿的心理康复治疗需要考虑致残事件所引发的 PTSD。对于脊髓损伤患儿，当其不配合康复治疗与训练，出现过度的情绪行为问题时，不能全部归结为受伤后身体残疾所致。当一个人受到过强的负面情绪控制时，他大脑内负责分析、选择、解决问题及策划未来等能力的部分不能启动，她根本无力摆脱这种状态，往往会自困愁城，越陷越深。应对其进行"创伤后应激障碍"的评估，如发现患儿已符合 PTSD 诊断标准，要先处理其创伤，待患儿从创伤中解脱出来，再进行下一步的康复治疗。

脊髓损伤患儿的心理康复治疗，本案例引入了沙盘游戏疗法。在对脊髓损伤患儿的心理治疗过程中，采用了理解与共情的原则，给予接纳、倾听、交流，与彤彤建立良好的治疗关系，对彤彤来说是极大的尊重与安慰。这样便产生了足够的安全感，学会情绪表达，合理发泄不良情绪，从创伤情景回到治疗环境中来，有主动改变自己困境并接受治疗的愿望。重塑与完善积极的认知，正确认识自己的疾病，对未来就有了新的希望。帮助她的自我意识与自我支持的能力得到提高，还帮助彤彤感受到大家对她的关心、温暖和鼓励，患儿逐渐完成了自我整合，从而感受到自己存在的价值，并增强了战胜疾病的信心，最后实现了健康的自我发展。

治疗结果证明，沙盘心理治疗能够有效治疗脊髓损伤患儿的心理行为问题，是一种可行且有效的心理治疗方法，值得临床推广应用。

（余文玉）

案例20　让孩子重拾信心：语言能力欠缺儿童的沙盘游戏心理治疗

导语

健康宝宝应该什么时候开口说话？一般两岁是宝宝的语言发育高峰期，此年龄阶段的宝宝会说出很多字词，3岁的宝宝可以说出一个完整的句子。如果宝宝两岁的时候还不会开口说话，还不会开口叫爸爸妈妈，是不正常的。

本案例中萌萌小朋友3岁半还不会说话，妈妈带着孩子到医院经过一系列检查，发现萌萌语言功能是正常的。那么是什么原因导致萌萌3岁半还不会说话？经过分析认为孩子不会说话，是家长没有给孩子创设一个想说话的环境，宝宝自身并无语言方面的问题，仅由于语言正常发育未得到训练所致。那么如何帮助孩子的语言发展？必须要从语言落后的源头上进行干预。如果你的孩子也有说话晚、不会说话等方面的问题，相信此案例会对你有所帮助。

【案例介绍】

治疗对象： 萌萌，女孩，3 岁半。

问题主诉： 不会说话，缺乏安全感。

成长经历： 父亲是公交公司的一名司机，母亲是公交公司的保洁员，萌萌出生时身体发育无异常，运动功能发育良好，很活跃。萌萌由奶奶带养，老人对孙女总是溺爱，要什么给什么，还不等孩子说出来，东西已经递到手里了（这叫包办行为，长期下去只会让孩子产生惰性心理，不愿开口说话）。奶奶经常保护萌萌不离开半步，若奶奶不在身边，萌萌就会大哭。奶奶怕萌萌出去玩被欺负，很少带她出去与同龄的小朋友玩耍，导致萌萌的生活环境每天都是与奶奶相处，与同龄儿童接触少是孩子开口晚的重要原因之一。并且孩子待在家里经常看动画片，长时间使用电子产品会抑制孩子正常的语言学习。爸爸妈妈平时忙着工作，回家后，妈妈就看电视，爸爸上网打游戏，很少与女儿交流。家长陪伴少，会导致孩子语言落后，影响正常交流。另外，奶奶带萌萌时总是教一些"摩托车""电视机"等难度较大的成人语言，萌萌没有语言环境，缺少与同龄人交流的环境，而造成了 3 岁半还不会说话的后果。到了上幼儿园的年龄，父母带她到多家幼儿园都没有人愿意接纳她，原因是萌萌不会说话，还爱哭，没有安全感。这时忙于工作的妈妈着急起来，忙带着女儿到医院检查。

心理诊断：经过一系列检查，萌萌语言功能正常，但经测试发现，萌萌说话多为短音且吐字不清楚。例如，说"鸡蛋"，就只会说成"大大"。另外，奶奶喜欢帮助代替，萌萌需要什么只要手一指，奶奶就会拿给她。所以时间一长，导致孩子只要通过肢体语言，或者哭闹就能达到自己的愿望，因此没有外界压力迫使孩子说话，是导致孩子语言能力欠缺的原因。

治疗措施：应用沙盘游戏治疗，在游戏中给予语言帮助引导，尽量使用简洁容易的语言和萌萌说话。治疗共分 13 个阶段，同时对母亲进行教育心理指导。

【治疗过程】

（一）第一阶段

第 1 次沙盘，萌萌由母亲陪伴进入沙盘室，喜欢在房间里到处跑，不听招呼，不与人交流，不理睬人。是母亲抱着她做的沙盘游戏。在游戏中萌萌只有一个单一的动作，就是抓起沙子往外抛，任凭治疗师和妈妈怎么招呼就是不说话，嘴里只会发出"啊"的声音。

对母亲的咨询。母亲叙述了萌萌的奶奶在孩子 1 岁时教她大人们常说的话。咨询师建议给孩子提供语言接触的环境，在家庭中播放语言录音。多与孩子交流，教简单的语言，注意孩子有需求时，不要立即给予帮助，特别是在使用肢体语言时，应督促孩子用语言来表达自己的意思。

（二）第二阶段

萌萌的父母工作非常忙，由奶奶照顾她。由于父母忽视与萌萌的交流，造成萌萌与他人情感交流不足，以至于语言发育落后，这一问题又造成了萌萌的无安全感。萌萌常用哭闹方式宣泄自己的情感以引起母亲对她的关注，所以萌萌不能离开母亲独自来做沙盘游戏，而是由母亲陪伴进入沙盘室。为了在治疗室中形成一种关注和信任的气氛，治疗师自始至终都以和蔼热情的态度接待萌萌。很快通过与萌萌的互动，消除了她的紧张恐惧心理。在进行第二阶段沙盘游戏时，萌萌每次都选择了大灰狼及小白兔等玩具，玩得非常开心。在进行第 3 次沙盘游戏时，萌萌对着"大灰狼"使劲打（在游戏过程中，治疗师需要与孩子互动，读懂孩子内心表达的情感）。治疗师说："大灰狼是怪兽，是坏的，小白兔是好的。"在这里我们面对的是两个极端，好（安全、善良、温暖等）和坏（危险、邪恶、无助等）。萌萌以小白兔代表善良的一方，象征一个温暖的环境，这是儿童早期所必需的，孩子希望的不仅是母亲在身体上的保护，还有心理上的关心，以及一种积极的母婴关系所产生的温馨情感。

（三）第三阶段

治疗师在与萌萌的沙盘游戏中始终坚持游戏的基本理念，无条件接纳，真诚、共感，消除了萌萌的紧张焦虑，建立信任和信心。

第 5 次沙盘游戏时，萌萌所选择的玩具更丰富了。她把一些玩具摆到沙盘上，建了一座小公园。治疗师问萌萌说："这是爸爸、妈妈带你去的公园吗？"萌萌发"s"音并点头，脸上还露出了少见的笑容。这幅画的象征性表达，在沙盘游戏的过程中可以获得充分的表现。这种表现过程，不仅仅包含着治疗的意义与作用，也包含着潜意识中安全感的提升。

对母亲的咨询。安全感是儿童生存的基本需求，我们可以尝试从以下方面去建立和满足儿童的安全感：①在幼儿时期，母亲要尽可能有规律地悉心照料孩子，不能草率分离；②父母要有稳定的情绪状态，避免在孩子面前起冲突，给孩子健康快乐的生长环境；③要有更多沟通和陪伴，多参与孩子们的互动，多一些肢体接触，不因工作忙而找借口；④教育要有度，不能过分娇纵，当孩子认为父母好欺负，变得无法无天，反而没安全感。

（四）第四阶段

在与孩子建立了信任度后，治疗师通过简单的游戏互动，已基本消除了孩子的紧张心理，并通过握手、拍头、拍手臂，尝试着进一步走进孩子的内心世界。在孩子情绪稳定或专注玩游戏时，让母亲离开沙盘室，尽量创造治疗师与孩子两人独处的环境。孩子发现母亲不在时，会变得焦躁不安，这时候让孩子适应一会儿，治疗师主动转移孩子的注意力并与孩子积极互动，孩子慢慢感觉到，治疗师对他是无威胁的，便会慢慢接受。

（五）第五阶段

萌萌在沙盘游戏中喜欢将颜色鲜艳的水草、花朵、美人鱼等玩具摆在沙盘中，象征和代表着萌萌有强烈的情感需求，渴望得到别人的关注从而获得满足和安全感。萌萌在沙盘中摆了桌椅、蛋糕和烛台，却没有人，暗示萌萌可能在与同伴的交往或对环境的适应方面存在困难。摆成心形的石子、尖头朝上的海螺，可能是对妈妈情感的渴望。沙盘游戏特别适合存在语言沟通困难的孩子。由孩子自己掌控治疗的进程，既是基于"以儿童为本"这一理念，也是在处理这类个案时最行之有效的方法。给语言沟通困难的孩子做治疗，最大的困难是如何跟既不说话也没有多少其他表达方式的儿童建立治疗关系。

萌萌与治疗师建立了良好的治疗关系后，情绪和行为都有明显的转变，比以前活泼开朗了。在沙盘游戏中，萌萌注意力比较集中，不再独自沉迷在自己的世界中，愿意主动与治疗师和小朋友玩游戏，情绪稳定，圆圆的小脸上出现笑容的频率越来越高。看到萌萌的积极转变，治疗师感到非常高兴。

（六）第六阶段

萌萌的母亲对孩子语言落后这一情况非常在意和焦急。心理治疗师在第六阶段的游戏中，将她的母亲也纳入了治疗，邀请妈妈和萌萌一起来到游戏治疗室。治疗师对母女俩同时进行治疗，缓解母亲的焦虑，给母亲提供支持，是用意之一；更重要的是通过母亲和萌萌的互动游戏，训练建立萌萌对母亲的信赖，提升安全感。

孩子和妈妈在沙盘游戏中都特别投入。她们一起取沙具，一起在同一个沙盘中搭建自己想要的世界。这对于增进孩子的专注力、想象力和创造力，以及提升孩子的自主能力将会起到非常重要的作用。虽然孩子年龄尚小，秩序感并未完全建立起来，沙盘游戏却为孩子提供了反复搭建、反复推倒重来的预演机会，在每一个沙具被拿起或放下之时，都是孩子意识与潜意识的对话。治疗师能感受到孩子与母亲的情感在沙盘中的交融与流动。

当孩子搭建好沙盘后，治疗师引导妈妈和孩子进行沙盘诉说。妈妈兴致勃勃地讲述，孩子专心致志地倾听。这对处于 2—3 岁语言爆发期的孩子而言，简直是春风化雨，它好像为孩子打开了一扇窗，"得之于心，应之于手，形之于沙"。每个沙具都成为孩子的意识与潜意识表达的语言，我们要做的只是守护着孩子，让这些话像泉水一样，自然地、畅通地在孩子的大脑中流淌，促进孩子的语言发展。

母亲的咨询。妈妈特别注意训练萌萌的语言发育，经常让她与住在附近的孩子洋洋一起玩耍，萌萌在与洋洋玩耍时，经常模仿洋洋的发音。这以后，萌萌时常用手指着那个孩子发出"洋洋"的音。在与其他儿童玩耍时，虽然听不明白萌萌在说什么，但能感觉到萌萌在试图说话。

（七）第七阶段

心理治疗师有针对性地指导萌萌加强肢体动作，用眼神进行互动交流。当治疗师陪伴萌萌玩沙子时萌萌的注意力就会被沙子吸引。治疗师举着手里的两个汽车问："哪辆车大呢？"萌萌会指向那个大的汽车，回答认真准确，并且情绪很稳定。治疗师再告诉萌萌把沙盘中的小鸡、小兔、小猫、小狗、小猪5种动物按照先后次序摆在沙盘的中间，萌萌能够全部按照要求完成。此阶段孩子在治疗师的陪伴下很活跃，玩得非常开心，笑声不断。这个时候能发现萌萌的言语表达也渐渐多了。

（八）第八阶段

治疗师带着萌萌在沙盘里玩玩具，萌萌开心时发音越来越多，并能模仿简单的语言，能够一边玩着沙子和玩具，一边模仿说话。

萌萌喜欢玩穿珠子，小狗、小猫、小白兔造型的玩具。

对母亲的指导。发现萌萌会混合着一些固定模糊的语言，不能清晰地听清她在说什么，但始终处于说话状态。在家里，让萌萌有练习说话的机会，即使孩子表达不清楚，家人也要耐心倾听。

（九）第九阶段

治疗师可让孩子扮演生活中的角色来玩游戏，如让孩子扮演小主人，负责接待客人，或者扮演售货员出售物品。这类游戏能够帮助孩子了解不同场合的语言表述方法。另外，治疗师也可以故意将话说错，以引起孩子的注意，让他扮演语言医生，为你矫正。这样他会对自己的语言表达能力更自信。

对母亲的指导。由于沙盘游戏具有趣味性，因此非常受孩子欢迎，所以在游戏过程中来引导帮助训练孩子的语言，效果是非常好的。如果孩子总是不断地向我们提出各种问题，并且渴望得到答案，我们应该认真耐心地回答孩子的问题并与他交谈，耐心地倾听孩子说话，这样无形中也是对孩子积极说话的鼓励，孩子会对自己的语言表达能力更自信。在这种和谐的游戏气氛中，孩子可以初步掌握说话的基本技能，渐渐学会如何把话说好，从而提高语言表达能力。在这个时期，家庭教育也会发生一些改变。

（十）第十阶段

沙盘游戏又增加了一个小男孩，三个小孩子一起玩沙盘游戏，丰富了孩子的游戏生活体验，萌萌最感兴趣的游戏是动物园，三个孩子都在玩自己喜欢的动物，治疗师参与互动，提问"小兔子喜欢吃什么？小鸡喜欢吃什么？小猫喜欢吃什么？"等问题，游戏过程中锻炼萌萌的精细动作、语言能力、观察能力、社交能力。

萌萌最近一周语言能力提高很大，能有意识地开始说话。如"水""妈妈""抱抱"，"哥哥"会发音成"得得"。萌萌能够自己吃饭，个人能力也在提高。

（十一）第十一和第十二阶段

沙盘游戏治疗师加强与萌萌互动，进行语言训练，如搭积木，数"一二三四五六"，孩子也会跟着学，教孩子说较容易的词，然后再教相对困难的词，循序渐进，慢慢地孩子掌握的词也就越来越多。

第13次，即萌萌最后一次接受治疗，前30分钟治疗师与萌萌一起做沙盘游戏，后30分钟母女共同接受心理咨询。

萌萌在沙盘游戏中，非常投入地做游戏，根本没有注意到母亲的存在，游戏活动进行得非常顺利。

母亲的咨询。萌萌语言进步很大，能说几个以前怎么教都不会的词。例如，苹果、孔雀、狮子等，能不间断地说各种词汇，还能说否定词"不"，能说12～13个字的短句，如"妈妈你在干什么，带我出去玩吧！"

目前，萌萌已进入幼儿园，生活顺利，老师和同学们都喜欢她。萌萌是个很愉快、听话、有礼貌的孩子。

【案例分析】

本案例萌萌语言功能正常，但是 3 岁半还不会说话，总是咿咿呀呀地指指画画，不能表达。分析问题产生的症结，与家庭缺乏语言环境有很大关系。妈妈和爸爸忙着工作，回到家很少与女儿交流，是一个重要原因。妈妈说，平时上班都很累了，回到家，根本不想说话，就躺着看电视。爸爸也是一样，回到家就上网打游戏。萌萌在没有语言表达需求的环境中成长，与母亲的交流仅用动作神态便可简单地传达。萌萌吐字不清楚的原因还有，她说不清楚要什么东西，只要伸手一指，奶奶就拿给她。这样时间一长就会导致孩子只要通过肢体语言或哭闹就能达到自己的愿望，因此，没有外界的压力迫使其说话，也是导致孩子语言能力欠缺的原因之一。以上问题，对萌萌来说是阻碍她语言发展的主要原因。此外，很少与其他孩子一起玩耍，"圈养式教育"，让孩子常常独自一人玩耍，使她失去了许多体验的自发需求，缺乏与环境的接触机会。沙盘游戏治疗能解决导致萌萌不会说话的语言缺失问题，让萌萌有语言表达的机会。可是，萌萌对母亲的依赖非常强烈，所以沙盘游戏治疗要解决的问题，应从母子分离开始。以往母亲是不能忍受孩子哭泣的，会马上伸手满足他，孩子没有自己独立要做的事。母亲对来自孩子的要求，一直采取帮助满足的方式，这样就阻碍了孩子的语言表达意愿。而母亲也认为，只有她才能明白孩子的需求。因此，对母亲的心理咨询目标首先是解决母子分离问题，这是最重要的条件。从母亲最初做沙盘，陪伴孩子一起做游戏，在游戏中建立培养伙伴关系，到逐渐适应与母亲分离而独立参与活动。为萌萌创造语言环境，指导母亲让孩子参加户外活动，多与同龄小朋友接触，以及参加团体沙盘。萌萌在沙盘治疗中，第一次开口说话，回家以后会说得第一个词是"洋洋"，是住在附近的孩子，是孩子的一个小伙伴，这就意味着她开始说话的环境逐渐形成了。孩子一旦开口说话，语言表达的意识就会觉醒，话语的数量也会逐渐增多，特别是在第 10 次沙盘游戏治疗中，孩子表达使用的词汇和语句在增多。萌萌的语言能力在沙盘游戏治疗后进步很快，表明她的语言能力的压抑是由家庭环境和养育不当造成的。母亲通过咨询，懂得树立正确的育儿方法，培养孩子的独立生活能力，必将有助于促进孩子的语言和认知能力的发展。在沙盘游戏中，动手对思维和行动也起着重要的作用，因为动手与人的语言能力有着紧密的联系。萌萌在沙盘游戏过程中玩沙子和摆放沙具等动手行为，使有关语言和思维的神经通路得到发展和强化，这也是本案例心理咨询和沙盘游戏治疗的成果。

（余文玉　胡　玲）

附录

沙盘游戏疗法的辅助工具：
诊断与评估量表

附录 A　儿童身心健康发展及问题行为的调查诊断

附表 A–1　父母调查诊断

姓名：_____　年龄：_____　性别：_____　学校：_____
提供者姓名：_____　填表日期：_____
请家长或老师根据儿童的实际情况回答下列问题（在 0、1、2 上画○）
调查者：_____　　　　　　　　　　　　　　　　总分 _____
日期：_____

Achenbach 儿童行为量表（CBCL）

以下是描述您孩子的项目。只根据最近半年内的情况描述。每一项后面都有 3 个数字（0、1、2），如您孩子明显有或经常有此表现，圈 2；如无此项表现，如偶尔有此表现，圈 1；如无此表现，圈 0。

1. 行为幼稚与其年龄不符	0	1	2
2. 过敏性症状（填具体表现）：_____	0	1	2
3. 喜欢争论	0	1	2
4. 哮喘病	0	1	2
5. 举止像异性	0	1	2
6. 随地大便	0	1	2
7. 喜欢吹牛或自夸	0	1	2
8. 精神不能集中，注意力不能持久	0	1	2
9. 老是想某些事情不能摆脱，强迫观念（说明内容）：_____	0	1	2
10. 坐立不安活动过多	0	1	2
11. 喜欢缠着大人或过分依赖	0	1	2
12. 常说感到寂寞	0	1	2
13. 稀里糊涂，如在云里雾里	0	1	2
14. 常常哭叫	0	1	2
15. 虐待动物	0	1	2
16. 虐待，欺侮别人或吝啬	0	1	2
17. 好做白日梦或呆想	0	1	2
18. 故意伤害自己或企图自杀	0	1	2
19. 需要别人经常注意自己	0	1	2
20. 破坏自己的东西	0	1	2
21. 破坏家里或其他儿童的东西	0	1	2
22. 在家不听话	0	1	2
23. 在校不听话	0	1	2
24. 不肯好好吃饭	0	1	2
25. 不与其他儿童相处	0	1	2
26. 有不良行为后不感内疚	0	1	2
27. 易嫉妒	0	1	2
28. 吃喝不能作为食物的东西（说明内容）_____	0	1	2
29. 除怕上学外，还怕某些动物、处境或地方（说明内容）_____	0	1	2
30. 怕上学	0	1	2
31. 怕自己想坏念头或做坏事	0	1	2

32. 觉得自己必须十全十美	0	1	2
33. 觉得或抱怨没有人喜欢自己	0	1	2
34. 觉得别人存心捉弄自己	0	1	2
35. 觉得自己无用或有自卑感	0	1	2
36. 经常弄伤，容易出事	0	1	2
37. 经常打架	0	1	2
38. 常被人戏弄	0	1	2
39. 爱和捣蛋麻烦儿童在一起	0	1	2
40. 听到某些实际上没有的声音（说明内容）：_____	0	1	2
41. 冲动或行为粗鲁	0	1	2
42. 喜欢孤独	0	1	2
43. 撒谎或欺骗	0	1	2
44. 咬指甲	0	1	2
45. 神经过敏，容易激动或紧张	0	1	2
46. 动作紧张或带有抽动性（说明内容）：_____	0	1	2
47. 做噩梦	0	1	2
48. 不被其他儿童喜欢	0	1	2
49. 便秘	0	1	2
50. 过度恐惧或担心	0	1	2
51. 感到头昏	0	1	2
52. 过分内疚	0	1	2
53. 吃得过多	0	1	2
54. 过分疲劳	0	1	2
55. 身体过重	0	1	2
56. 找不出原因的躯体症状	0	1	2
a. 疼痛	0	1	2
b. 头痛	0	1	2
c. 恶心想吐	0	1	2
d. 眼睛有问题（说明内容。注：不包括近视及器质性眼病）_____	0	1	2
e. 发疹或其他皮肤病	0	1	2
f. 腹部疼痛或绞痛	0	1	2
g. 呕吐	0	1	2
h. 其他（说明内容）_____			

57. 对别人身体进行攻击	0	1	2
58. 挖鼻孔、皮肤或身体其他部分（说明内容）＿＿＿＿	0	1	2
59. 公开玩弄自己的生殖器	0	1	2
60. 过多地玩弄自己的生殖器	0	1	2
61. 功课差	0	1	2
62. 动作不灵活	0	1	2
63. 喜欢和年龄较大的儿童在一起	0	1	2
64. 喜欢和年龄较小的儿童在一起	0	1	2
65. 不肯说话	0	1	2
66. 不断重复某些动作，强迫行为（说明内容）＿＿＿＿	0	1	2
67. 离家出走	0	1	2
68. 经常尖叫	0	1	2
69. 守口如瓶，有事说不出来	0	1	2
70. 看到某些实际上没有的东西（说明内容）＿＿＿＿	0	1	2
71. 感到不自然或容易发窘	0	1	2
72. 玩火（包括打火机或火柴等）	0	1	2
73. 性方面的问题（说明内容）＿＿＿＿	0	1	2
74. 夸耀自己或胡闹	0	1	2
75. 害羞或胆小	0	1	2
76. 比大多数孩子睡得少	0	1	2
77. 比大多数孩子睡得多	0	1	2
78. 玩弄粪便	0	1	2
79. 言语问题（说明内容。注：如口齿不清）＿＿＿＿	0	1	2
80. 茫然凝视	0	1	2
81. 在家偷东西	0	1	2
82. 在外偷东西	0	1	2
83. 收藏自己不需要的东西（说明内容。注：不包括集邮等爱好）＿＿＿＿			
	0	1	2
84. 怪异行为（说明内容。注：不包括其他条件提及者）＿＿＿＿	0	1	2
85. 怪异想法（说明内容。注：不包括其他条件提及者）＿＿＿＿	0	1	2
86. 固执、绷着脸或容易激怒	0	1	2
87. 情绪突然变化	0	1	2
88. 常常生气	0	1	2
89. 多疑	0	1	2

90. 咒骂或讲粗话	0	1	2
91. 声言要自杀	0	1	2
92. 说梦话或有梦游（说明内容）＿＿＿＿	0	1	2
93. 话太多	0	1	2
94. 常戏弄他人	0	1	2
95. 乱发脾气或脾气暴躁	0	1	2
96. 对性的问题想得太多	0	1	2
97. 威胁他人	0	1	2
98. 吮吸大拇指	0	1	2
99. 过分要求整齐清洁	0	1	2
100. 睡眠不好（说明内容）＿＿＿＿	0	1	2
101. 逃学	0	1	2
102. 不够活跃，动作迟钝或精力不足	0	1	2
103. 闷闷不乐，悲伤或抑郁	0	1	2
104. 说话声音特别大	0	1	2
105. 喝酒或使用成瘾药（说明内容）＿＿＿	0	1	2
106. 损坏公物	0	1	2
107. 白天遗尿	0	1	2
108. 夜间遗尿	0	1	2
109. 爱哭诉	0	1	2
110. 希望成为异性	0	1	2
111. 孤独、不合群	0	1	2
112 忧虑重重	0	1	2

113. 请写出您孩子存在的但上面未提及的其他问题

_____

_____

请检查是否每条都填好! 谢谢!

说明与调查诊断方法如下。

- 本调查表由美国心理学家 Achenbach 等研制的用于儿童行为不良评定量表，1980 年引进我国，在我国广泛应用。表全部共 113 条，由儿童的社会能力、行为问题两部分构成。

- 评分标准：共分 3 种情况。"从来没有" 评 0 分；"有时出现，不是每周 1 次"

或"痴呆轻微"评1分;"至少每周1次"或"症状严重"及"经常出现",评2分。把每一条目分加起来,正常分在55～70分。分数超过98分即认为异常,分数低于69分属正常。

附表 A-2 婴儿—初中学生社会生活能力量表

姓名:_____ 性别:_____ 年龄:_____ 出生日期:_____

填表人:_____ 电话:_____

此项检查是为了了解您孩子的各种生活能力而进行的,与幼儿园或学校的成绩无关。其中有些项目不能完成,是因为您的孩子还小。请认真考虑您孩子的日常表现后,坦率的回答。我们对您的真诚合作表示感谢。(1是 2否)

1. 叫自己的名字,能知道是叫自己(自己名字被叫时,能把脸转向叫自己名字的人的方向)   1□ 2□

2. 能传递东西(给小儿可握住的东西时,能从一手传递给另一只手)   1□ 2□

3. 见生人有反应(能分辨陌生人和熟人,或见到生人出现害羞或拘谨的样子)   1□ 2□

4. 会做躲猫猫的游戏(在游戏中,小儿能注视检查者原先露面的方向)   1□ 2□

5. 能拿着奶瓶喝奶   1□ 2□

6. 能模仿大人或兄弟姐妹的动作(如能挥着手说"再见"或捂着脸说"没有了!没有了!")   1□ 2□

7. 能用手指头抓东西(不是大把抓,而是用大拇指和食指抓起很小的东西)   1□ 2□

8. 能回答"是""嗯"   1□ 2□

9. 在孩子们当中,能高高兴兴地玩耍(在公园等处,想到其他正在玩耍的孩子们的旁边去,或想模仿着玩)   1□ 2□

10. 能自觉走路   1□ 2□

11. 能说简单的词（能说"爸爸""妈妈""再见"等两三个单词） 1□　 2□

12. 能拿着杯子自己喝水（不用帮助。水也不怎么洒出来） 1□　 2□

13. 能做出引起大人注意的行为（当家长表示"不可以""不行""喂喂"等禁止或制止时，特意表示出让人注意） 1□　 2□

14. 别人给穿衣服时，能按需要伸出手或脚 1□　 2□

15. 能明白简单的命令（能听从"把 XX 拿来！""到 XX 地方去"之类的指示） 1□　 2□

16. 能在纸上乱画（能用蜡笔或铅笔在纸上乱画） 1□　 2□

17. 能抓住扶手自己上阶梯 1□　 2□

18. 能使用勺子自己吃饭 1□　 2□

19. 能和大人拉着手外出（基本上能自己走 20～30 分钟的路） 1□　 2□

20. 能脱袜子（不借助父母的手，只要提示就可以脱） 1□　 2□

21. 大便或小便后，能告诉别人（不单是哭闹，而是能用动作或语言来表示） 1□　 2□

22. 什么事都能自己独立干（不管会不会干，都要自己干） 1□　 2□

23. 希望拥有兄弟姐妹或小朋友都拥有的相同或相似的东西 1□　 2□

24. 当受到邀请时，能加入到游玩的伙伴中去（跟着伙伴一起玩） 1□　 2□

25. 能说两个词组成的话（如"去外面""吃饭"等） 1□　 2□

26. 能区别自己的东西和别人的东西、不随便拿用别人的东西 1□　 2□

27. 当别人说"以后""明天"之类的话时，能够等待 1□　 2□

28. 会说日常的客气话（能正确运用"您早""谢谢"等两个及以上的词） 1□　 2□

29. 不借助扶手或他人帮助，能够自己上、下楼梯或能够双脚跳上或跳下一层阶梯 1□　 2□

30. 要上厕所时，能告诉别人，并能解下裤子 1□　 2□

31. 能自己洗手（不只是把手弄湿，而是能擦着洗） 1□　 2□

32. 不拉着别人的手，自己也可以在人行道上走路（没有人行道时，则可以在马路边上走） 1□　 2□

33. 能把水、牛奶或桔汁倒入杯子里（从瓶子倒入杯中，或从一个杯子倒入另一杯子） 1□　 2□

34. 懂得顺序（能按照大人的指示，等待按照顺序轮到自己） 1□　 2□

35. 能帮助做饭前准备或饭后收拾工作（按照别人的吩咐把筷子或碗摆在桌子上，或收拾餐具） 1□　 2□

36. 能自己脱短裤 1□　 2□

37. 能分别说出自己的姓和名（能把姓和名区分开）　　　　1☐　2☐

38. 如果上厕所，能自己料理（在白天基本上不会出现问题）　1☐　2☐

39. 能自己说出所见所闻（能说明身边发生的事情）　　　　1☐　2☐

40. 吃饭时能使用筷子吃（能拿住筷子即可）　　　　　　　1☐　2☐

41. 吃饭时，不随便离席　　　　　　　　　　　　　　　　1☐　2☐

42. 有想要的东西，经过说服，可以忍耐（如外出买东西时）　1☐　2☐

43. 能把玩具和小朋友轮流玩，能把玩具借给别人玩，或者借别人的玩具玩

　　　　　　　　　　　　　　　　　　　　　　　　　　1☐　2☐

44. 在车子里或人多的地方不撒娇磨人　　　　　　　　　　1☐　2☐

45. 能自己到附近的朋友家或游乐场所去（附近的朋友家是指本层楼或本院以
　　外的人家）　　　　　　　　　　　　　　　　　　　　1☐　2☐

46. 能自己穿脱简单的衣服（如睡衣、毛衣或大纽扣的外衣等）　1☐　2☐

47. 能自己穿鞋（穿拖鞋不算，如鞋有鞋带，不要求系带，亦不要求左右脚穿
　　得正确）　　　　　　　　　　　　　　　　　　　　　1☐　2☐

48. 会玩"过家家"的游戏（如做模仿做饭或买东西等游戏时，能扮演其中
　　的角色）　　　　　　　　　　　　　　　　　　　　　1☐　2☐

49. 自己会穿、脱一般的衣服（如小纽扣的、带拉链的或有带子的衣服）

　　　　　　　　　　　　　　　　　　　　　　　　　　1☐　2☐

50. 会自己洗脸（不只是玩玩水，要能擦洗整个脸）　　　　1☐　2☐

51. 会粘贴（能用糨糊或胶水粘贴纸）　　　　　　　　　　1☐　2☐

52. 能在公共厕所解手　　　　　　　　　　　　　　　　　1☐　2☐

53. 便后能自己用纸把大便擦干净　　　　　　　　　　　　1☐　2☐

54. 懂得用手划拳决定输赢（如用手表示锤子、剪刀、布的游戏）

　　　　　　　　　　　　　　　　　　　　　　　　　　1☐　2☐

55. 能遵守交叉路口的交通信号过马路（没有交通信号的地方则注意来往的
　　车辆过马路）　　　　　　　　　　　　　　　　　　　1☐　2☐

56. 能用剪刀剪出简单的图形　　　　　　　　　　　　　　1☐　2☐

57. 能在电话中进行简单的对话（打来电话时，能拿起电话转交给父母，或
　　者告诉对方家里没人。如家中无电话，当家长不在时，能接待来人说明
　　家长不在，事后又能转告给家长）　　　　　　　　　　1☐　2☐

58. 能识数字和挑读正楷的字（能识电视的频道或钟表上的数字，能挑读童
　　书上的一些字）　　　　　　　　　　　　　　　　　　1☐　2☐

59. 能按照吩咐，自己梳头或刷牙　　　　　　　　　　　　1☐　2☐

60. 洗澡时能自己洗身子（不会洗头也可以）　　　　　　　1☐　2☐

61. 能和小朋友们交谈在电视中所看到的内容（不模仿主人公，而是交谈故事中的主要情节）　　　　　　　　　　　　　　　　　　1□　　2□

62. 能够看着样子画出圆形、三角形和正方形（○　　△　　□）　1□　　2□

63. 能玩室内的竞赛游戏（在有年长的孩子或大人参加的情况下，会玩扑克、纸牌等游戏）　　　　　　　　　　　　　　　　　　　1□　　2□

64. 穿鞋子时，不会把左右穿错　　　　　　　　　　　　　　　1□　　2□

65. 能打开小瓶子的螺旋样盖子　　　　　　　　　　　　　　　1□　　2□

66. 能写自己的姓和名　　　　　　　　　　　　　　　　　　　1□　　2□

67. 能熟练地使用筷子（熟练地夹起细小食物，吃时不会掉下来）1□　　2□

68. 衣服脏了或湿了，父母不说自己也会换下来　　　　　　　　1□　　2□

69. 能参加躲避球、攻阵等规则简单的集体游戏（如丢沙包游戏）　　　　　　　　　　　　　　　　　　　　　　　　　　　　　　1□　　2□

70. 能到指定的街上买回花钱不多的东西　　　　　　　　　　　1□　　2□

71. 能一个人看家一小时左右　　　　　　　　　　　　　　　　1□　　2□

72. 能把别人（阿姨、老师）的话完整地传达给家里人　　　　　1□　　2□

73. 会拧擦布或手巾（拧到不滴水的程度）　　　　　　　　　　1□　　2□

74. 能独立看并理解内容简单的书（以画为主的书）　　　　　　1□　　2□

75. 到规定的时间自己主动就寝（不是命令孩子"睡觉去"，但可以提醒他到睡觉的时间了）　　　　　　　　　　　　　　　　　　　1□　　2□

76. 可以步行到距离一公里左右常去的地方　　　　　　　　　　1□　　2□

77. 能系、解带子（单结、复杂的结、活结或蝴蝶结等）　　　　1□　　2□

78. 不必由父母带着，可以和小朋友一起去参加地区的活动，如赶庙会，看电影等　　　　　　　　　　　　　　　　　　　　　　　1□　　2□

79. 能够完成在班级所承担的任务，如值日、当委员等　　　　　1□　　2□

80. 能自己一个人上学　　　　　　　　　　　　　　　　　　　1□　　2□

81. 到别人家很有礼貌（如在大人交谈时，能保持安静 1 小时左右）　　　　　　　　　　　　　　　　　　　　　　　　　　　　　1□　　2□

82. 不必父母吩咐，也会把脱下的衣服收拾好（不是脱下不管，而是放在规定的地方）　　　　　　　　　　　　　　　　　　　　　1□　　2□

83. 能自己洗澡（也会自己洗头）　　　　　　　　　　　　　　1□　　2□

84. 能够根据需要自己打电话　　　　　　　　　　　　　　　　1□　　2□

85. 买书时，能自己选择内容适当的书　　　　　　　　　　　　1□　　2□

86. 能按照吩咐，自己把房间打扫干净（父母不帮助，也能尽力去干）　　　　　　　　　　　　　　　　　　　　　　　　　　　　1□　　2□

87. 能按时按计划行动（能遵守约定的时间，计算乘车所需要的时间）

    1☐   2☐

88. 能小心使用小刀等刃具   1☐   2☐

89. 会玩象棋、扑克等规则复杂的游戏   1☐   2☐

90. 能识别"禁止横穿马路""危险"等标志，并遵守指示   1☐   2☐

91. 能主动给小朋友等人写贺卡片或信，能写出收信人的地址   1☐   2☐

92. 能在班会上陈述自己的意见   1☐   2☐

93. 会使用锤子和螺丝刀   1☐   2☐

94. 能根据需要记下事情或要点（如外出留条，告诉要去的地方，或者在记事本上写下必要的事项）   1☐   2☐

95. 能就身边的事情写成简单的文章（如日记、作文等，即使几行字的小文章也可以）   1☐   2☐

96. 能作为一名成员参加学校或地区的文体等方面的活动   1☐   2☐

97. 指甲长了自己会剪   1☐   2☐

98. 不必别人提醒，也能静静地把别人的谈话或说明听完   1☐   2☐

99. 能够根据天气或当天的活动，自己调换衣服   1☐   2☐

100. 能考虑到对方的立场或情绪，不增添麻烦，不提无理的要求   1☐   2☐

101. 会用辞典查找不懂的词句   1☐   2☐

102. 可以放心让其照顾或照管年幼的孩子   1☐   2☐

103. 会使用洗衣机、电视剧、录音机等家用电器   1☐   2☐

104. 能遵守规则打垒球、篮球、足球或乒乓球等   1☐   2☐

105. 能储备零花钱，有计划地买东西   1☐   2☐

106. 自己能乘电车或公共汽车到常去的地方去（会买车票）   1☐   2☐

107. 对长辈说话会使用尊敬的词语。（如"叔叔、阿姨好""麻烦您了""请您"等，使用敬语）   1☐   2☐

108. 会使用煤气、煤（柴）灶、电器灶烧开水   1☐   2☐

109. 能关心幼儿或老人（如在车中自觉地让座等）   1☐   2☐

110. 即使没有去过的地方，如果能说明走法，也能步行到达（步行20分钟左右）   1☐   2☐

111. 自己会烧水沏茶   1☐   2☐

112. 能承担学校的工作（如少先队、班委、班长等）   1☐   2☐

113. 到常去的地方，即使途中需要换车，也能自己乘电车、公共汽车或地铁去   1☐   2☐

114. 喜欢摆花、贴画，把自己的房间和教室装饰得很漂亮   1☐   2☐

115. 一次得到许多零花钱也不乱花（自己有计划地使用获得的压岁钱、贺礼钱等） 1☐ 2☐

116. 会缝纽扣 1☐ 2☐

117. 注意自己的容貌打扮，能根据时间、地点穿着打扮 1☐ 2☐

118. 能控制自己以免生病（如注意不吃得过饱） 1☐ 2☐

119. 稍有不舒服能尽早躺下，不吃不洁食物等 1☐ 2☐

120. 能用小刀或菜刀削去水果或蔬菜的皮 1☐ 2☐

121. 能很好地遵守吃饭的礼节（如不发出响声，不做不礼貌的姿态，不给人留下不愉快的印象） 1☐ 2☐

122. 会做简单的饭菜或加热已经做好的饭菜 1☐ 2☐

123. 相当远的地方也能骑自行车来回 1☐ 2☐

124. 说话时能考虑对方的立场 1☐ 2☐

125. 能阅读并理解报纸和小说 1☐ 2☐

126. 对日常接触的学校和当地小朋友以外的人事交往也很关心 1☐ 2☐

127. 和友人通信，参加兴趣爱好相同的组织等 1☐ 2☐

128. 能根据需要，利用乘车的时间表和票价表（指长途汽车或火车时间表，票价表） 1☐ 2☐

129. 不需要督促，自己也能制订学习计划，并实施 1☐ 2☐

130. 关心电视或报纸上报道的消息和新闻 1☐ 2☐

131. 没有大人的指导，也能集体制定会议、郊游、体育活动等计划，并能实行 1☐ 2☐

132. 即使是没有去过的地方，也能通过问路或查找地图，独立到达目的地 1☐ 2☐

133. 自己能恰当地利用交通工具，到达陌生的地方 1☐ 2☐

134. 会修理简单的电器、家具（如插口、插座、自行车等） 1☐ 2☐

附录 B　儿童感觉统合功能与学习障碍调查评估

附表 B-1　3—5 岁儿童感觉统合调查评估表

姓名：_____　性别：_____　年龄：_____　出生日期：_____

年级：_____

以下是一些儿童的脑及生理发展情况和学习行为的描述，请仔细阅读，并根据最近半年您孩子的表现，选择一项符合他（她）实际情况的答案（1 总是，2 常常，3 有时候，4 很少，5 从不）。根据"总是"评 1 分，"常常"评 2 分，"有时候"评 3 分，"很少"评 4 分，"从不"评 5 分。儿童若未到该年龄所指的年龄，请不要圈该选题。

1. 儿童特别爱玩旋转圆凳、公园中旋转的球或飞转设施，且不觉头晕
　　　　　　　1□　　2□　　3□　　4□　　5□
2. 喜欢旋转或绕圈子跑，而不晕不累　1□　　2□　　3□　　4□　　5□
3. 眼看得见，但屡碰撞上桌椅、杯子或旁人，方向和距离的估计不正确
　　　　　　　1□　　2□　　3□　　4□　　5□
4. 手舞足蹈，吃饭、写字、打鼓等双手或双脚的配合不良，常忘一边
　　　　　　　1□　　2□　　3□　　4□　　5□
5. 手脚笨拙，容易跌跤，不会伸手保护自己；拉他时显得笨重
　　　　　　　1□　　2□　　3□　　4□　　5□
6. 俯卧时全身很软，无法把头颈胸抬离地面
　　　　　　　1□　　2□　　3□　　4□　　5□
7. 常爬上爬下和跑进跑出不停，不听劝阻，或者把大人的处罚很快忘光
　　　　　　　1□　　2□　　3□　　4□　　5□
8. 不安的乱动，东摸西扯，不听劝阻，处罚无效
　　　　　　　1□　　2□　　3□　　4□　　5□
9. 喜欢惹人、捣蛋、恶作剧　1□　　2□　　3□　　4□　　5□
10. 喜欢自言自语，重复别人的话，且喜欢全背诵广告语
　　　　　　　1□　　2□　　3□　　4□　　5□

11. 表面上左利手、左右手都用，或者尚没固定偏好使用那只手

1 ☐ 　　2 ☐ 　　3 ☐ 　　4 ☐ 　　5 ☐

12. 没时间仔细考虑时，分不清左右手或方位；一再把鞋子或衣服穿反

1 ☐ 　　2 ☐ 　　3 ☐ 　　4 ☐ 　　5 ☐

13. 对陌生地方的电梯不敢乘，不敢爬楼梯或动作缓慢

1 ☐ 　　2 ☐ 　　3 ☐ 　　4 ☐ 　　5 ☐

14. 生活处理能力差，经常弄乱东西，不喜欢整理自己的环境

1 ☐ 　　2 ☐ 　　3 ☐ 　　4 ☐ 　　5 ☐

15. 脾气不好，对亲人特别暴躁，对琐事或无故发脾气或强词夺理

1 ☐ 　　2 ☐ 　　3 ☐ 　　4 ☐ 　　5 ☐

16. 到新的场合或人多地方不久，就待不下而跑掉或要求离开

1 ☐ 　　2 ☐ 　　3 ☐ 　　4 ☐ 　　5 ☐

17. 偏食或挑食，不吃水果、肉类、蛋；只吃白饭、牛奶等

1 ☐ 　　2 ☐ 　　3 ☐ 　　4 ☐ 　　5 ☐

18. 个性内向、害羞、过分安静、孤僻、喜独处，不爱和别人玩

1 ☐ 　　2 ☐ 　　3 ☐ 　　4 ☐ 　　5 ☐

19. 喜欢往亲人身上推靠，喜欢被搂跑，不喜欢陌生的环境

1 ☐ 　　2 ☐ 　　3 ☐ 　　4 ☐ 　　5 ☐

20. 看电视电影时，高兴时又叫又跳，或者很易受感动；恐怖场面不敢看

1 ☐ 　　2 ☐ 　　3 ☐ 　　4 ☐ 　　5 ☐

21. 很怕黑暗，到暗处需有人陪，晚上总拒绝出去，不喜欢到空屋

1 ☐ 　　2 ☐ 　　3 ☐ 　　4 ☐ 　　5 ☐

22. 早上赖床，晚上不睡，上学前常拒绝到校，放学后又不愿回家

1 ☐ 　　2 ☐ 　　3 ☐ 　　4 ☐ 　　5 ☐

23. 患病轻微，病后曾多次表示不喜上学；或者因各种理由拒绝上学

1 ☐ 　　2 ☐ 　　3 ☐ 　　4 ☐ 　　5 ☐

24. 常吮舔手指头或咬指甲，不喜欢别人帮剪指甲

1 ☐ 　　2 ☐ 　　3 ☐ 　　4 ☐ 　　5 ☐

25. 换床睡不着，换枕头或被巾会睡不好，不肯换睡衣

1 ☐ 　　2 ☐ 　　3 ☐ 　　4 ☐ 　　5 ☐

26. 独立性强，别人碰他的东西常会发脾气

1 ☐ 　　2 ☐ 　　3 ☐ 　　4 ☐ 　　5 ☐

27. 不喜欢和别人聊天、碰触，视洗脸、洗头、洗澡或理发为痛苦

1 ☐ 　　2 ☐ 　　3 ☐ 　　4 ☐ 　　5 ☐

28. 游戏中或玩玩具时，尤讨厌别人从后面接近他（她）

　　　　　　　　　　　　1☐　　2☐　　3☐　　4☐　　5☐

29. 怕玩沙土，有洁癖倾向　　1☐　　2☐　　3☐　　4☐　　5☐

30. 不喜欢用视线接触东西，常必须用手来表示需要

　　　　　　　　　　　　1☐　　2☐　　3☐　　4☐　　5☐

31. 对危险或疼痛反应迟钝或反应过于强烈

　　　　　　　　　　　　1☐　　2☐　　3☐　　4☐

32. 对声音貌似听不见，过分安静，表情冷漠，有时又无故嬉笑

　　　　　　　　　　　　1☐　　2☐　　3☐　　4☐　　5☐

33. 过分安静或坚持奇怪玩法　1☐　　2☐　　3☐　　4☐　　5☐

34. 喜欢咬人，并常咬固定的对象，并无故碰坏东西

　　　　　　　　　　　　1☐　　2☐　　3☐　　4☐　　5☐

35. 内向、软弱、爱哭，又常会碰触生殖器官

　　　　　　　　　　　　1☐　　2☐　　3☐　　4☐　　5☐

36. 穿脱袜子、衣服、扣纽扣、系鞋带等动作非常慢，或者无法完成

　　　　　　　　　　　　1☐　　2☐　　3☐　　4☐　　5☐

37. 顽固、偏执、不合群、孤僻　1☐　　2☐　　3☐　　4☐　　5☐

38. 吃饭时常掉饭粒，口水控制不佳　1☐　　2☐　　3☐　　4☐　　5☐

39. 语言不清，发音不佳，语言能力发育缓慢

　　　　　　　　　　　　1☐　　2☐　　3☐　　4☐　　5☐

40. 动作懒散，行动迟缓或不积极；做事非常没有效率

　　　　　　　　　　　　1☐　　2☐　　3☐　　4☐　　5☐

41. 不喜欢翻跟头，打滚，爬高　1☐　　2☐　　3☐　　4☐

42. 到上幼儿园年龄尚不会洗手、剪纸或厕后自己擦屁股

　　　　　　　　　　　　1☐　　2☐　　3☐　　4☐　　5☐

43. 到上幼儿园中班仍不会使用筷子，不会拿笔，攀爬及荡秋千

　　　　　　　　　　　　1☐　　2☐　　3☐　　4☐　　5☐

44. 无所谓的瘀伤，小肿块，小刀伤等，总觉很痛而诉怨不止

　　　　　　　　　　　　1☐　　2☐　　3☐　　4☐　　5☐

45. 不善于玩积木，组合东西、拼图、排队、投球等游戏

　　　　　　　　　　　　1☐　　2☐　　3☐　　4☐　　5☐

46. 登高会不敢看或不敢走动，在高处或有跌落危险时，表现非常害怕

　　　　　　　　　　　　1☐　　2☐　　3☐　　4☐　　5☐

47. 外出或远行常达不到目的地，很易迷路且不喜欢到陌生的地方

　　　　　　　　　　　1□　　2□　　3□　　4□　　5□

48. 儿童看来正常，健康，智力正常，但阅读或算术特别困难

　　　　　　　　　　　1□　　2□　　3□　　4□　　5□

49. 阅读常跳行和跳字，抄写常漏字、漏行或漏整段，写字时左右上下写反

　　　　　　　　　　　1□　　2□　　3□　　4□　　5□

50. 容易分心、不专心、坐着动不停或上课左顾右盼

　　　　　　　　　　　1□　　2□　　3□　　4□　　5□

51. 用蜡笔着色和铅笔写字都不好，比别人学得慢，常超出线或方格之外

　　　　　　　　　　　1□　　2□　　3□　　4□　　5□

52. 看书容易眼睛酸，特别害怕学数学　　1□　　2□　　3□　　4□　　5□

53. 虽然认识字，但不理解其含义，无法组成较长的语句

　　　　　　　　　　　1□　　2□　　3□　　4□　　5□

54. 不会玩走迷宫，或者在游戏中寻找隐藏在混淆背景图形中的动物

　　　　　　　　　　　1□　　2□　　3□　　4□　　5□

55. 对老师的要求或功课、环境等压力，常承受不了，而易产生挫折感

　　　　　　　　　　　1□　　2□　　3□　　4□　　5□

56. 使用工具能力差，对手工作业或家事都做不好

　　　　　　　　　　　1□　　2□　　3□　　4□　　5□

57. 自己的桌子和周围无法保持干净，收拾上很困难

　　　　　　　　　　　1□　　2□　　3□　　4□　　5□

58. 对事情反应过强，无法控制情绪或反应过强

　　　　　　　　　　　1□　　2□　　3□　　4□　　5□

附表 B-2　6—12 岁儿童感觉统合调查评估表

姓名：＿＿＿＿　　性别：＿＿＿＿　　年龄：＿＿＿＿　　出生日期：＿＿＿＿

年级：＿＿＿＿

以下是一些儿童的脑及生理发展情况和学习行为的描述，请仔细阅读，并根

据最近半年您孩子的表现，选择一项符合他（她）实际情况的答案（1 总是，2 常常，3 有时候，4 很少，5 从不）。请在所选的项目"√"。

1. 儿童特别爱玩旋转圆凳、公园中旋转的球或飞转设施，且不觉头晕

1□　2□　3□　4□　5□

2. 儿童看来正常、健康，有正常智慧，但阅读或算术特别困难

1□　2□　3□　4□　5□

3. 眼看得见，但屡碰撞上桌椅、杯子或旁人，方向和距离的估计不正确

1□　2□　3□　4□　5□

4. 手舞足蹈，吃饭、写字、打鼓等双手或双脚的配合不良，常忘一边

1□　2□　3□　4□　5□

5. 表面上左利手、左右手都用，或尚未固定偏好使用哪只手

1□　2□　3□　4□　5□

6. 大动作笨拙，容易跌跤，不会伸手保护自己；拉他时显得笨重，手握得紧

1□　2□　3□　4□　5□

7. 没时间仔细考虑时，分不清左右手或方位；一再把鞋子或衣服穿反

1□　2□　3□　4□　5□

8. 阅读常跳行和跳字，抄写常漏字、漏行或漏整段，写字时左右上下写反

1□　2□　3□　4□　5□

9. 俯卧时全身很软，无法把头颈胸抬离地面

1□　2□　3□　4□　5□

10. 常爬上爬下和跑进跑出不停，不听劝阻，或者把大人的处罚很快忘光

1□　2□　3□　4□　5□

11. 走路、跑、跳、常碰撞东西，不善投球传给同伴，排队和游戏有困难

1□　2□　3□　4□　5□

12. 容易分心、不专心、坐着动不停或上课左顾右盼

1□　2□　3□　4□　5□

13. 偏食或挑食，不吃水果、肉类、蛋；只吃白饭、牛奶等

1□　2□　3□　4□　5□

14. 害羞，碰到陌生人赶紧躲避、紧张、皱眉头、口吃

1□　2□　3□　4□　5□

15. 看电视电影时，高兴时又叫又跳，或者很易受感动；恐怖场面不敢看

1□　2□　3□　4□　5□

16. 很怕黑暗，到暗处需有人陪，晚上总拒绝出去，不喜欢到空屋

1□　2□　3□　4□　5□

17. 换床睡不着，换枕头或被巾会睡不好，出外总是担心睡眠的问题

                            1 □   2 □   3 □   4 □   5 □

18. 如被人用棉棒清洁鼻子和耳朵时，往往不舒服

                            1 □   2 □   3 □   4 □   5 □

19. 喜欢往亲人身上推靠或搂抱，常被认为是被宠坏或被溺爱的孩子

                            1 □   2 □   3 □   4 □   5 □

20. 睡觉时总爱触摸背角、抱棉被、衣物或玩具，否则会不安也睡不好

                            1 □   2 □   3 □   4 □   5 □

21. 脾气不好，对亲人特别暴躁，对琐事或无故发脾气，或者强词夺理

                            1 □   2 □   3 □   4 □   5 □

22. 到新的场合或人多地方不久，就待不下而跑掉，或者要求离开

                            1 □   2 □   3 □   4 □   5 □

23. 患病轻微，病后曾多次表示不喜上学；或者因各种理由拒绝上学

                            1 □   2 □   3 □   4 □   5 □

24. 常吮舔手指头或咬指甲，不喜欢别人帮剪指甲

                            1 □   2 □   3 □   4 □   5 □

25. 不喜欢脸被碰，认为洗脸、洗头、洗澡或理发是最痛苦的事

                            1 □   2 □   3 □   4 □   5 □

26. 帮他拉袖口和袜子，或者协助穿衣服而碰皮肤时，会引起苦恼

                            1 □   2 □   3 □   4 □   5 □

27. 游戏中或玩玩具时，屡担心别人从后面威胁他（她）而引起痛苦

                            1 □   2 □   3 □   4 □   5 □

28. 到处碰、触、摸个不停，却又避免碰触特殊毛毯、织造玩具的表面

                            1 □   2 □   3 □   4 □   5 □

29. 常常喜欢穿宽松的长袖衬衫，虽不冷也常穿毛线衫、夹克等

                            1 □   2 □   3 □   4 □   5 □

30. 虽爱聊天或有无接触的交往，但很不喜欢跟朋友搭肩或有肌肤接触

                            1 □   2 □   3 □   4 □   5 □

31. 对某布料很敏感，不喜欢穿某类布料所做的衣服

                            1 □   2 □   3 □   4 □   5 □

32. 对自己的事物很敏感，很容易伤感，计划或结果改变时不能容忍

                            1 □   2 □   3 □   4 □   5 □

33. 无所谓的遇上小肿块、小刀伤等，总觉很痛而诉怨不止

                            1 □   2 □   3 □   4 □   5 □

34. 顽固偏执又不合作，学习没有伸缩性，一直坚持自己的习惯方式

    1□　　2□　　3□　　4□　　5□

35. 到上幼儿园年龄尚不会洗手、剪纸或厕后自己擦屁股

    1□　　2□　　3□　　4□　　5□

36. 到上幼儿园年龄不会使用筷子，或者一直坚持用汤匙吃饭，不会拿笔

    1□　　2□　　3□　　4□　　5□

37. 到上幼儿园年龄不会玩需骑上、爬下，或者钻进去等的大玩具

    1□　　2□　　3□　　4□　　5□

38. 到上幼儿园年龄还不会站起来用脚荡秋千，不会攀绳网或爬竹竿

    1□　　2□　　3□　　4□　　5□

39. 穿脱袜子、衣服、扣纽扣，系鞋带等动作向来非常慢，或者无法完成

    1□　　2□　　3□　　4□　　5□

40. 入学后尚不会完成自己洗澡，单脚跳、跳绳子等做不好也学不会

    1□　　2□　　3□　　4□　　5□

41. 入学后对拿笔写字、剪折作业、涂颜色等做不好或非常慢

    1□　　2□　　3□　　4□　　5□

42. 到入学年龄经常弄脏饭桌，很难收拾杂乱的桌面或玩具

    1□　　2□　　3□　　4□　　5□

43. 到小学四至六年级时，做劳动或家务很笨拙，使用工具很不顺手

    1□　　2□　　3□　　4□　　5□

44. 动作懒散，行动迟缓或不积极；做事非常没有效率

    1□　　2□　　3□　　4□　　5□

45. 常惹事，如弄翻碗盆、溅撒牛奶、从三轮车跌落等，需家长特别保护

    1□　　2□　　3□　　4□　　5□

46. 在年幼时，玩积木总比别人差　　1□　　2□　　3□　　4□　　5□

47. 外出或远行常达不到目的地，很易迷路且不喜欢到陌生的地方

    1□　　2□　　3□　　4□　　5□

48. 用蜡笔着色和铅笔写字都不好，比别人学得慢，常超出线或方格之外

    1□　　2□　　3□　　4□　　5□

49. 拼图总比别人差，对模型或图样的异同识别很困难

    1□　　2□　　3□　　4□　　5□

50. 不会走迷宫，或者在游戏中寻找隐藏在混淆背景图片中的动物

    1□　　2□　　3□　　4□　　5□

51. 个性内向，不喜欢出去玩、朋友少、沉默寡言、喜独处

    1□　　2□　　3□　　4□　　5□

52. 上下阶梯或过路旁栏杆多迟疑，登高会觉头重脚轻不敢看或不敢走动

　　　　　　　　　　1☐　　2☐　　3☐　　4☐　　5☐

53. 被抱起举高时，很焦虑地要把脚碰地，经可信赖人的牵助才会安心配合

　　　　　　　　　　1☐　　2☐　　3☐　　4☐　　5☐

54. 总设法避免从高处跳到低处；在高处或有跌落危险时，表现非常害怕

　　　　　　　　　　1☐　　2☐　　3☐　　4☐　　5☐

55. 不喜欢把头倒置，如避免翻跟斗、打滚，或者室内打斗游戏的活动

　　　　　　　　　　1☐　　2☐　　3☐　　4☐　　5☐

56. 对游戏设施不感兴趣，也不喜欢活动性玩具

　　　　　　　　　　1☐　　2☐　　3☐　　4☐　　5☐

57. 对不寻常移动（如上下车、前座移到后座、走不平地面）动作缓慢

　　　　　　　　　　1☐　　2☐　　3☐　　4☐　　5☐

58. 上下楼梯很慢，仅仅抓着栏杆；尽量避免攀登

　　　　　　　　　　1☐　　2☐　　3☐　　4☐　　5☐

59. 旋转时，很容易感到失去平衡；车行进行，转弯太快也会吓坏自己

　　　　　　　　　　1☐　　2☐　　3☐　　4☐　　5☐

60. 不喜欢在凸起的平地上走，总会抱怨或内心中感到不愉快

　　　　　　　　　　1☐　　2☐　　3☐　　4☐　　5☐

61. 成绩"最近"暴落，神态恍惚，读书很易分心，另有心绪行为问题

　　　　　　　　　　1☐　　2☐　　3☐　　4☐　　5☐

62. 脾气"最近"变暴躁，自我控制困难，打架、咒骂等恶劣行为加剧

　　　　　　　　　　1☐　　2☐　　3☐　　4☐　　5☐

63. 对老师的要求或功课、环境等压力，常承受不了，而易产生挫折感

　　　　　　　　　　1☐　　2☐　　3☐　　4☐　　5☐

64. 对自己形象感觉不良，认为自己很差劲，往往有情绪和行为问题

　　　　　　　　　　1☐　　2☐　　3☐　　4☐　　5☐

65. 成人做家务事很慢，厨房紊乱，或者屡屡弄破碗盘，煮饭菜学不好

　　　　　　　　　　1☐　　2☐　　3☐　　4☐　　5☐

诊断标准说明

将 65 个项目的评分全部相加，100 分以上有轻度的感觉统合失调现象，孩子有可能出现学习困难的状况。140 分以上感觉统合失常，是学习障碍儿童，必须加以治疗和训练。170 分以上的儿童，脑功能可能受伤或有严重发展障碍问题，需请专业机构诊断和治疗。

附表 B-3　学习障碍儿童调查评估表

说明：该量表一般由了解儿童的教师、心理医生填写。目的在较短时间内筛查和发现学习障碍儿童，为他们今后采取针对性教育措施而服务。量表由 5 个部分的 24 个项目组成。尽可能按顺序逐渐进行评定，以免遗漏。由了解被测儿童的教师或医生根据儿童以上述行为表现进行评估填写。要求教师或其他评定者至少与被测儿童曾相处 1 个月以上。本量表不宜家长填写。

姓名：_____　性别：_____　年龄：_____　出生日期：_____
年级：_____

导语：以下列出学龄儿童可能会有的问题，请仔细阅读每一条，然后根据您所了解的筛查学龄儿童的具体情况，在 5 条目中选择最接近该儿童情况的级别进行评价，并将对应的选项上打"√"，我们为您和学龄儿童绝对保密，不要有任何顾虑。

1- 词汇理解能力： ①与同龄儿童相比，词语理解能力非常差 ②与同龄儿童相比，掌握简单词语较困难，常弄错词语意思 ③词语理解能力与其年龄相符 ④能理解同龄以上儿童使用的词语 ⑤词语理解能力非常出色，能理解较多的抽象概念	2- 听从指示能力： ①不能听从指示或听到指示不知所云 ②平时虽能听从指示，但需要别人帮助才能执行 ③能服从较了解和不太复杂的指示 ④能理解和服从同时发出若干指示 ⑤理解和服从指示的能力出色
3- 交谈能力： ①对同学的交谈理解差，注意力也不集中 ②虽听，但不能准确全面理解，注意力有些分散 ③交谈能力与其年龄相符，能参加交谈，做出相应回答 ④能较好地进行交谈，并从交谈中获得信息	4- 记忆力： ①在任何情境下想不起任何事情 ②重复多次情况下能够记住简单的事情或次序 ③记忆力与其年龄相符，属一般水平 ④能记住多种信息，过后仍能回忆和再认

⑤积极参加同学的交谈，并表现出很好地理解能力	⑤能回忆事物的细节，再认准确认好
5- 词汇 ①与同龄儿童相比，常使用幼稚语言 ②使用的词语限于单纯的名词，较少用形容词或描述性语言 ③词语的掌握与其年龄相符 ④词语的掌握好于同龄儿童，常运用正确的语言或描述性语言 ⑤运用语言准确，能表达抽象内容，具有较高水平	6- 语法 ①常常使用不完整语句，语法总是错误 ②口头交谈中语法错误和不完整句子较多见 ③能运用同龄以上儿童使用的语句，很少错误 ④能运用正确的语法交谈，使用形容词、代词等较少出错 ⑤能经常运用正确的语法讲话
7- 口语 ①词语提取很差，不能说出与情景相应的词汇 ②表达意见时常有停顿或语塞表现 ③口头表达能力与年龄相符 ④口头词语应用好于同龄儿童，较少有不必要停顿或语塞表现 ⑤口语很流利，无不必要停顿，语塞或随便转换话题现象	8- 表述经验 ①别人难以听懂其讲的话 ②叙述自己的经验没有条理性 ③叙述个人经验与其年龄相符 ④能有条理地叙述个人经验，叙述能力高于同龄儿童水平 ⑤能经常运用正确的语法讲话
9- 表达思想 ①思想不连贯，不能将事物间的关系联系表达起来 ②表达不连贯，思维条理性很差 ③表达能力与其年龄相符，表达较连贯 ④表达能力高于同龄儿童水平，能将事物与个人想法联系起来表达 ⑤表达清晰，非常恰当地联系事实表达个人思想	10- 时间判断 ①根本没有时间概念，上课总是迟到 ②时间观念差，常迟到，做作业磨蹭 ③时间判断能力与其年龄相符 ④对时间判断较同龄儿童准确，即使迟到有正确理由 ⑤时间安排有计划，能熟练运用时间表

（续表）

11-地方位感	12-关系判断
①方位知觉极差，总在操场或邻近场所迷失方向 ②在其熟悉的场所有时也迷路 ③方位知觉与其年龄相符，在熟悉的场所不迷路 ④方位知觉好于同龄儿童，几乎无迷路错向 ⑤能很快熟悉新的场所，从不迷路	①对大小远近轻重等关系总是做出不正确的判断 ②对关系差异明显的对象能做出初步判断 ③一般能做出与其年龄相符的判断 ④能做出正确的判断，但用于新情况差一点 ⑤即使对新情况新问题新场所也常能做出正确的判断
13-位置感	14-一般运动
①分不清前后左右，总是弄错方向 ②分辨左右较差，时常弄错方向 ③位置判断与其年龄相符，能分辨左右和东南西北 ④方位感良好，很少弄错方向 ⑤方位感很好，能迅速准确地判断方向	①动作非常笨拙，不协调，难以掌握体育课学习的运动技巧 ②运动协调性不如同龄儿童，不灵活，掌握运动技巧较差 ③动作协调性与其年龄相符 ④运动协调性高于同龄儿童，运动技能掌握较好 ⑤运动技能熟练
15-平衡能力	16-手指灵活
①运动非常笨拙，经常跌倒或磕磕碰碰 ②身体平衡性差，容易跌倒 ③身体平衡能力与其年龄相符 ④身体平衡能力高于同龄儿童，平衡技能良好 ⑤身体平衡能力很出色	①手指动作非常笨拙 ②手指动作较同龄儿童差，不大灵活 ③手指灵活性与其年龄相符 ④手指灵活性好于同龄儿童 ⑤手指动作非常灵活，能熟练操作手中物体
17-团体协调性	18-注意力
①常在班级捣乱，没有耐性，不能控制个人行为	①注意力完全不能集中 ②上课听讲困难，经常分心或走神

（续表）

②喜欢出风头和吸引别人注意，缺乏耐性 ③同学关系融洽度与其年龄相符，能控制自己的行为，有耐性 ④同学关系融洽度优于同龄儿童，自控能力较强 ⑤同学关系非常好，不用吩咐也能自控并协调周围关系	③注意力状况与其年龄相符，能保持一定的注意力 ④注意力较同龄儿童好，能较长时间注意听讲 ⑤能保持较长时间注意力，听觉效果好
19- 调整顺序能力 ①做事无顺序，粗心大意，完全没有计划 ②做事的顺序性较差，容易出错 ③安排事物顺序的能力与其年龄相符，做事较用心 ④安排事物顺序较同龄儿童好 ⑤安排事物的能力强，做事有始有终	20- 新情况适应力 ①很容易高度兴奋，不能控制自己，难以适应情境变化 ②对新情境往往做出过度反应，有些忙乱 ③适应情境的能力与其年龄相符，没有特殊困难 ④较自信，能加快顺利地适应新情境 ⑤有独立性，适应性非常好，主动适应环境
21- 社会交往 ①别人不愿与其交往，经常躲避他（她） ②别人偶尔与其交往 ③交往能力与其年龄相符 ④别人较喜欢与他（她）交往 ⑤深受同学和伙伴欢迎	22- 责任感 ①完全没有责任感，从不履行自己的责任 ②躲避责任，推脱责任 ③责任感程度与其年龄相符 ④责任感比同龄儿童高，能接受并完成交代的任务 ⑤能积极主动承担任务和责任
23- 完成任务 ①即使别人帮助也不能完成 ②在帮助并督促下吃力完成	24- 关心他人 ①无视他人的情绪和反应，言行一向粗暴、霸道

（续表）

③与其年龄相符，能较好地完成相应任务 ④较同龄儿童好，无督促也能完成 ⑤积极主动完成任务	②做事无视同学们的情绪，偏于我行我素 ③关心他人的状况与其年龄相符，偶有不适当行为 ④比同龄儿童较多关心他人，很少做与社会规范不符的事情 ⑤经常关心他人，从不做违背社会规范的事情

附表 B-4　3—17 岁 ADHD 诊断量表

姓名：_____　性别：_____　年龄：_____　出生日期：_____
年级：_____

请仔细阅读每道测试题，选择符合自己的项目（可以多选）。选择没有对错之分，认真的回答每一道题目。

1. 注意力分散：以下症状持续 6 个月以上，且达到与发育不相适应的程度
   ①常常不注意细节问题或经常在作业、工作或其他活动中犯一些粗心大意错误（如忽视或注意不到细节、工作粗枝大叶）
   ②在工作或游戏中难以保持注意力集中（如在演讲、谈话或长时间阅读时难以保持注意力集中）
   ③别人和他说话时常似听非听（如思绪似乎在其他地方，即使没有任何明显分散注意力的事情）
   ④常不能按别人的指示完成作业、家务活工作（不是由于违抗行为或未能理解所至）（如开始任务时但很快失去注意力，并容易分心）
   ⑤常难以组织工作和游戏（如难以管理顺序性任务；难以有序保管资料或物品，做事凌乱等）
   ⑥常逃避、讨厌或不愿要求保持注意力集中的工作（如学校作业或家庭作业）

⑦常常丢失学习和活动要用的物品（如学习资料、铅笔、书、钱包、钥匙等）

⑧常容易受外界刺激分散注意力

⑨日常活动中容易忘事（如做杂物、跑腿等）

2. 多动或冲动：以下症状持续 6 个月以上，且达到与发育不相适应的程度

①常常手或脚动个不停或在座位上不停扭动

②在教室或其他要求保持坐位的环境中常离开座位

③常在不恰当的情况下乱跑或乱爬（成人或青少年仅限于主观感觉坐立不安）

④常难以安静的玩耍或从事闲暇活动

⑤经常忙个不停或常像"身上装了个发动机一样"活动停不下来

⑥经常讲话过多、喋喋不休

⑦常常在别人问话未完成时就抢着回答

⑧经常难以按顺序排队等候

⑨常打断或干扰别人的活动（如插话干扰别人的游戏）

1. 说明：这一调查表是根据美国儿科学会（APP）在 2000 年首次发表《ADHD 儿童的诊断和评估临床实践指南》，随后在 2001 年又推出了《学龄前儿童的治疗指南》，作为临床诊断和治疗的依据。

2. 量表诊断《精神疾病诊断与统计手册》（DSM-5），必须满足以下其一：①注意力缺失症状中，必须有 6 种（或 6 种以上）症状在过去 6 个月内持续出现，而且其程度与孩子年龄发展不成比例，不相等。②多动及冲动症状中，必须有 6 种（或 6 种以上）症状在过去 6 个月内持续出现，而且其程度与孩子年龄发展不相等。

附录 C 90 项症状检核表（SCL-90）

90 项症状检核表（symptom check list 90，SCL-90）是著名的心理健康测试量表之一，也是使用最广泛的精神障碍和心理疾病量表。该量表适用于初中以上的人群，包含 90 项症状清单，即量表共 90 项，包含精神病症状学内容，均涉及感觉、情感、思维、意识、行为、生活习惯、人际关系、饮食睡眠。反应 10 个方面的心理症状情况。

使用目的是用于心理健康状况的诊断，精神病学的研究，可以用于他评，也可用于自评。辅助评价治疗效果与判断预后。

附表 C-1 90 项症状检核表（SCL-90）

姓名　　性别　　年龄　　职业　　诊断　　评定日期					
注意：请阅读表格中每一条，根据最近 1 周内下述情况影响您实际感觉，在 5 个方格中选择一格，划一个 "√"					
	没有	很轻	中等	偏重	严重
	1	2	3	4	5
头痛	☐	☐	☐	☐	☐
神经过敏，心中不踏实	☐	☐	☐	☐	☐
头脑中有不必要的想法或字句盘旋	☐	☐	☐	☐	☐

（续表）

头昏或昏倒	☐	☐	☐	☐	☐
对异性的兴趣减退	☐	☐	☐	☐	☐
对旁人责备求全	☐	☐	☐	☐	☐
感到别人能控制自己的思想	☐	☐	☐	☐	☐
责怪别人制造麻烦	☐	☐	☐	☐	☐
忘记性大	☐	☐	☐	☐	☐
担心自己的衣饰整齐及仪态的端正	☐	☐	☐	☐	☐
容易烦恼和激动	☐	☐	☐	☐	☐
胸痛	☐	☐	☐	☐	☐
害怕空旷的场所或街道	☐	☐	☐	☐	☐
感到自己的精力下降，活动减慢	☐	☐	☐	☐	☐
想结束自己的生命	☐	☐	☐	☐	☐
听到旁人听不到的声音	☐	☐	☐	☐	☐
发抖	☐	☐	☐	☐	☐
感到大多数人都不可信任	☐	☐	☐	☐	☐
胃口不好	☐	☐	☐	☐	☐
容易哭泣	☐	☐	☐	☐	☐
同异性相处时感到害羞不自在	☐	☐	☐	☐	☐
感到受骗、中了圈套或有人想抓住自己	☐	☐	☐	☐	☐
无缘无故地突然感到害怕	☐	☐	☐	☐	☐
自己不能控制地大发脾气	☐	☐	☐	☐	☐

（续表）

怕单独出门	☐	☐	☐	☐	☐
经常责怪自己	☐	☐	☐	☐	☐
腰痛	☐	☐	☐	☐	☐
感到难以完成任务	☐	☐	☐	☐	☐
感到孤独	☐	☐	☐	☐	☐
感到苦闷	☐	☐	☐	☐	☐
过分担忧	☐	☐	☐	☐	☐
对事物不感兴趣	☐	☐	☐	☐	☐
感到害怕	☐	☐	☐	☐	☐
感情容易受到伤害	☐	☐	☐	☐	☐
感到旁人能知道自己的私下想法	☐	☐	☐	☐	☐
感到别人不理解、不同情自己	☐	☐	☐	☐	☐
感到人们对自己不友好，不喜欢自己	☐	☐	☐	☐	☐
做事必须做得很慢以保证做得正确	☐	☐	☐	☐	☐
心跳得很厉害	☐	☐	☐	☐	☐
恶心或胃部不舒服	☐	☐	☐	☐	☐
感到比不上他人	☐	☐	☐	☐	☐
肌肉酸痛	☐	☐	☐	☐	☐
感到有人在监视或谈论自己	☐	☐	☐	☐	☐
难以入睡	☐	☐	☐	☐	☐
做事必须反复检查	☐	☐	☐	☐	☐

（续表）

难以做出决定	☐	☐	☐	☐	☐
怕乘电车、公共汽车、地铁或火车	☐	☐	☐	☐	☐
呼吸有困难	☐	☐	☐	☐	☐
一阵阵发冷或发热	☐	☐	☐	☐	☐
因为感到害怕而避开某些东西、场合或活动	☐	☐	☐	☐	☐
脑子变空了	☐	☐	☐	☐	☐
身体发麻或刺痛	☐	☐	☐	☐	☐
喉咙有梗塞感	☐	☐	☐	☐	☐
感到前途没有希望	☐	☐	☐	☐	☐
不能集中注意	☐	☐	☐	☐	☐
感到身体的某一部分软弱无力	☐	☐	☐	☐	☐
感到紧张或容易紧张	☐	☐	☐	☐	☐
感到手或脚发重	☐	☐	☐	☐	☐
想到死亡的事	☐	☐	☐	☐	☐
吃的太多	☐	☐	☐	☐	☐
当别人看着自己或谈论自己时感到不自在	☐	☐	☐	☐	☐
有一些不属于自己的想法	☐	☐	☐	☐	☐
有想打人或伤害他人的冲动	☐	☐	☐	☐	☐
醒得太早	☐	☐	☐	☐	☐
必须反复洗手、点数目或触摸某些东西	☐	☐	☐	☐	☐
睡得不稳不深	☐	☐	☐	☐	☐

（续表）

有想摔坏或破坏东西的冲动	☐	☐	☐	☐	☐
有一些别人没有的想法和念头	☐	☐	☐	☐	☐
感到对别人神经过敏	☐	☐	☐	☐	☐
在商店或电影院等人多的地方感到不自在	☐	☐	☐	☐	☐
感到任何事情都很困难	☐	☐	☐	☐	☐
一阵阵恐惧或惊恐	☐	☐	☐	☐	☐
感到在公共场合吃东西很不舒服	☐	☐	☐	☐	☐
经常与人争论	☐	☐	☐	☐	☐
单独一个人时神经很紧张	☐	☐	☐	☐	☐
别人对自己的成绩没有做出恰当的评价	☐	☐	☐	☐	☐
即使和别人在一起也感到孤单	☐	☐	☐	☐	☐
感到坐立不安心神不定	☐	☐	☐	☐	☐
感到自己没有什么价值	☐	☐	☐	☐	☐
感到熟悉东西变得陌生或不像是真的	☐	☐	☐	☐	☐
大叫或摔东西	☐	☐	☐	☐	☐
害怕会在公共场合昏倒	☐	☐	☐	☐	☐
感到别人想占自己的便宜	☐	☐	☐	☐	☐
为一些有关"性"的想法而很苦恼	☐	☐	☐	☐	☐
认为应该因为自己的过错而受到惩罚	☐	☐	☐	☐	☐
感到要赶快把事情做完	☐	☐	☐	☐	☐

（续表）

感到自己的身体有严重问题	☐	☐	☐	☐	☐
从未感到和其他人很亲近	☐	☐	☐	☐	☐
感到自己有罪	☐	☐	☐	☐	☐
感到自己的脑子有毛病	☐	☐	☐	☐	☐

附录 D GAD-7 焦虑症筛查量表

内 容　　时 间	没 有	偶 尔	一半时间	每 天
害怕及烦躁不安	0 分	1 分	2 分	3 分
不能停止或无法控制担心	0 分	1 分	2 分	3 分
缺乏自信，忧虑过多	0 分	1 分	2 分	3 分
很紧张，很难放松下来	0 分	1 分	2 分	3 分
非常焦躁，以致不能安静	0 分	1 分	2 分	3 分
变得容易烦恼或易被激怒	0 分	1 分	2 分	3 分
感到恐惧，依赖性强，害怕独自睡觉	0 分	1 分	2 分	3 分

该量表使用简单方便有效，主要对有焦虑倾向的精神疾患，都能比较准确地反映自评者主观感受到的焦虑程度。总分 0~4 分正常，5~9 分轻度焦虑，10~14 分中度焦虑，15~21 分重度焦虑。

附录 E PHQ-9 抑郁症筛查量表

内 容 ＼ 时 间	没 有	偶 尔	一半时间	每 天
对身边事情不感兴趣，活力不够	0 分	1 分	2 分	3 分
感到心情低落，郁郁不乐，孤独	0 分	1 分	2 分	3 分
入睡困难，容易惊醒或睡得太多嗜睡	0 分	1 分	2 分	3 分
常感到很疲倦，精力差	0 分	1 分	2 分	3 分
胃口不好或吃的太多	0 分	1 分	2 分	3 分
对自己不满，觉得自己很笨拙，自暴自弃	0 分	1 分	2 分	3 分
无法集中精力，记忆力下降，学习成绩差	0 分	1 分	2 分	3 分
行动或说话缓慢到引起人们的注意，或者刚好相反，坐卧不安，烦躁易怒，到处走动	0 分	1 分	2 分	3 分
活动过多，难以安静，攻击别人或自残	0 分	1 分	2 分	3 分

该表简单方便有效，对有倾向抑郁精神疾患，能比较准确反映自评者主观感受的抑郁程度。总分 0～4 分正常，5～9 分轻度抑郁，10～14 分中度抑郁，15～19 分重度抑郁，20～27 分极重度抑郁。

（唐　香）